reinhardt

Iris Grabowski

Der erschwerte Abschied

Wie Pflegende mit Sterbesituationen gut umgehen können

Mit 6 Abbildungen

Ernst Reinhardt Verlag München

Iris Grabowski, Marburg, ist Kinderkrankenschwester und Lehrerin für Pflegeberufe, Gestaltpädagogin und systemische Beraterin (SG). Sie gründete 2005 die Marburger Akademie für Pflege- und Sozialberufe (MAPS), ist als Dozentin und Beraterin tätig und arbeitet ehrenamtlich in einem stationären Hospiz.

Bibliografische Information der Deutschen Nationalbibliothek

Die Deutsche Nationalbibliothek verzeichnet diese Publikation in der Deutschen Nationalbibliografie; detaillierte bibliografische Daten sind im Internet über <http://dnb.d-nb.de> abrufbar.
ISBN 978-3-497-03094-1 (Print)
ISBN 978-3-497-61665-7 (PDF-E-Book)
ISBN 978-3-497-61666-4 (EPUB)

Printed in EU
Covermotiv: © Marco Martins – stock.adobe.com
Satz: Bernd Burkart; www.form-und-produktion.de
Illustrationen Innenteil: Johannes Grabowski

Ernst Reinhardt Verlag, Kemnatenstr. 46, D-80639 München
Net: www.reinhardt-verlag.de E-Mail: info@reinhardt-verlag.de

Inhalt

Vorwort

Mitten in der Pandemie entstand beim Ernst Reinhardt Verlag die Idee, ein Buch über erschwerte Abschiede zu publizieren. Denn plötzlich war das einsame Sterben der an Covid 19 erkrankten, isolierten Menschen in das Bewusstsein der Gesellschaft gerückt. Als die Anfrage dazu an mich kam, war ich zunächst sehr überrascht. Ich brauchte eine gewisse Bedenkzeit. Doch die Pandemie hatte meinen Terminkalender von heute auf morgen geleert, ich schreibe gerne, und das Thema hat mich Zeit meines Lebens begleitet. Und so habe ich mich auf das Projekt eingelassen, das für mich zu einer wertvollen und erkenntnisreichen Zeit wurde.

Heute, während ich dieses Vorwort schreibe, haben wir einen sonnigen Frühlingstag. Die Forsythien vor meinem Fenster beginnen zu blühen. Gedankenverloren summe ich das alte Volkslied: „Winter ade, scheiden tut weh, aber dein Scheiden macht, dass mir das Herze lacht". Die ganze Ambivalenz des Abschiednehmens kommen in diesen Liedzeilen zur Sprache. Abschiednehmen tut weh. Beim Abschied vom Winter ist der Abschiedsschmerz, wenn überhaupt, nur gering, doch bei anderen Abschieden fällt es schwer, darin überhaupt irgendeine Chance zu sehen. Insbesondere bei Abschieden von wichtigen, geliebten Menschen.

Dieses Buch richtet sind an Personen, die solche Abschiede begleiten, insbesondere an Pflegekräfte und ehrenamtliche Sterbebegleiterinnen. Es zeigt die Chance des Neubeginns auf, die jedem noch so schmerzhaften Abschied innewohnt, und soll damit Sterbebegleiterinnen befähigen, Trost zu spenden. Darüber hinaus fordert das Buch selbst zu einem Abschied auf: zum Abschied von der Vorstellung des „sanften Sterbens". Denn Sterben findet in der Regel unter erschwerten Bedingungen statt, fast immer kommt der Tod ungelegen und stellt für alle Beteiligten eine große Herausforderung dar. Von daher widmet sich ein umfangreiches Kapitel der Selbstfürsorge der Begleiterinnen. Ein weiteres Kapitel zeigt verschiedenste wichtige Formen des Trostspendens auf.

In der Auseinandersetzung mit erschwerten Abschieden waren mir die Gedichte Hilde Domins eine Quelle der Inspiration. Ihre traumatisierenden Exilerfahrungen prägten ihr dichterisches Werk. Mehrfach auf der Flucht vor den Nationalsozialisten, hatte Domin immer wieder ihre Heimat verloren, und der Tod ihrer Mutter hatte zu schweren Depressionen geführt. Sie selbst bezeichnete sich als „eine Sterbende, die gegen das Sterben anschrieb". Die Schönheit ihrer Sprache verleiht selbst den quälendsten Situationen Würde, Respekt und

Hoffnung. Ihre Gedichte haben mich mein Leben lang begleitet und in vielen entscheidenden Umbrüchen meinen verworrenen und schmerzenden Gefühlen eine tröstende Sprache verliehen.

Ich habe dieses Buch nicht alleine geschrieben. Viele Einsichten in dem vorliegenden Buch beruhen auf der Reflexion ungezählter Begegnungen. Weiterbildungsteilnehmende der Palliative Care, Sterbende und deren Angehörige, Freundinnen und Freude, Pflegekräfte und Ehrenamtliche haben mit ihren Erfahrungen und den unzähligen wertvollen Begegnungen dazu beigetragen, dass dieses Buch entstehen konnte. Mein Dank gilt ganz besonders den Interviewpartnerinnen, die sich durch das Interview erneut dem Schmerz der geschilderten Situation gestellt haben. Meiner Freundin Dr. Ursula Ehlenz bin ich dankbar für ihre fachkundigen und sensiblen Rückmeldungen. Meinem Mann Klaus Grabowski danke ich, dass er mir in der Zeit des Schreibens den Rücken freigehalten und mir geduldig zugehört hat, und meinem Sohn Johannes für die Anfertigung der Abbildungen.

Im Sinne der Gendergerechtigkeit verwende ich wechselnd die weibliche oder männliche Form. Wo es mir stilistisch passend erscheint, wähle ich eine geschlechtsneutrale Form. Da im Pflegeberuf und bei den Ehrenamtlichen die Frauen deutlich in der Überzahl vertreten sind, benutze ich dort meist die weibliche Form. Mein Anliegen ist es, alle interessierten Leserinnen und Leser gleichermaßen anzusprechen.

Möge das vorliegende Buch Ihnen Handreichung und Unterstützung werden bei Ihrer unverzichtbaren Arbeit als Pflegende und Begleitende von sterbenden Menschen.

Marburg, März 2022

Iris Grabowski

1 Abschiedlich Leben

1.1 Entwicklungspsychologisch bedingte Abschiede

Die letzte Buchseite ist erreicht. Viele Stunden des Eintauchens in eine andere Welt waren möglich. Ein leichtes Gefühl von Wehmut beschleicht mich. Wie schade, nun ist es vorbei. Es dauert noch eine ganze Weile, bis ich mich dazu entschließen kann, das gerade zu Ende gelesene Buch wieder in den Bücherschrank zu stellen. Ein kleiner unbedeutender Abschied, und doch Hinweis auf die grundsätzliche Vergänglichkeit.

Unterschiedliche Abschiede prägen unser Leben. Abschied – was ist das? Was macht er mit uns? Darum geht es in diesem Buch. Und nicht von den vielen kleinen Abschieden handeln die folgenden Seiten, sondern vor allem von den erschwerten Abschieden. Also gleich im doppelten Sinn ein schwieriges Thema. Denn Abschiede schmerzen, bedeuten Verlust, etwas Wichtiges geht zu Ende, fehlt. Leider bleiben uns darüber hinaus auch die schwierigen Abschiede oft nicht erspart, insbesondere im Kontext von Krankheit und Tod.

Wenn wir bei uns selbst und unserem Alltag anfangen, wird schnell klar: Vergänglichkeit umgibt uns, wo immer wir auch hinsehen. Eine aufwendig zubereitete Mahlzeit wird beendet, eine geliebte Vase zerbricht, Jahreszeiten wechseln, ein schönes Fest vergeht. Schon das Kleinkind wird mit dieser Vergänglichkeit konfrontiert. Es pflückt einen leuchtend roten Klatschmohn, will ihn fröhlich seiner Mutter schenken, und schon ist dieser zusammengeklappt, lässt seinen Kopf hängen, und von der Blüte ist nichts mehr zu sehen. Das Kind empfindet Trauer und Enttäuschung und muss schon früh die Erfahrung machen, dass es so manches Schöne nicht festhalten kann.

Im ersten Kapitel geht es um Vergänglichkeit, die für unsere Persönlichkeitsentwicklung unverzichtbar ist, also die entwicklungspsychologisch bedingten Abschiede. Es fängt direkt bei der Geburt an. Das ist zunächst ein Anfang, hoffentlich ein freudig erwarteter. Und doch liegt diesem Anfang schon ein Abschied zugrunde. Es ist der Abschied eines kleinen Menschen aus der Geborgenheit der Mutterhöhle, ein Abschied von der Rundumversorgung durch Plazenta und Nabelschnur. Es findet eine Trennung von Mutter und Kind statt, eine Ent-

Bindung. Schon der Beginn des Lebens auf dieser Welt geht mit einem Abschied einher.

Mit ungefähr acht Monaten beginnt der Säugling dann selbst, das Abschiednehmen einzuüben. Wer es mit Kindern dieser Altersstufe zu tun hat, kennt das sogenannte „Guckguckspiel". Eine vertraute Bezugsperson oder das Kleinkind selber verstecken sich hinter einem Vorhang, das Kind schaut ein wenig ängstlich, denn der für ihn überlebenswichtige Mensch ist verschwunden. Doch dann die Erlösung, wenn die versteckte Person oder das Kleinkind mit einem „Guckguck" wieder hinter dem Vorhang auftaucht. Unbewusst macht sich das Kleinkind vertraut mit dem Phänomen, dass etwas sehr Wichtiges verschwinden kann.

Entwicklungspsychologisch bedingte Zäsuren, Brüche, an denen markante Grundüberzeugungen zu Ende gehen, um einer neuen Weltsicht Raum zu geben, prägen unsere Persönlichkeitsentwicklung. Nicht selten gehen diese Brüche mit mehr oder weniger großen Verunsicherungen einher. Wir bezeichnen sie von daher als Krisen. Lange war man der Überzeugung, dass die entwicklungsbedingten Krisen mit der Krise in der Adoleszenz, also dem jungen Erwachsenalter, beendet seien, doch spätestens seit dem Stufenmodell von Erik Erikson (Erikson 1988) geht man von einer während der ganzen Lebensspanne fortdauernden Weiterentwicklung des Menschen aus. Diese Weiterentwicklung erfolgt jedoch nicht linear, sondern vollzieht sich nach diesem Modell in Stufen oder Krisen. Zwei zentrale, entwicklungsbedingte Krisen zeigen deutlich die Bedeutung des Abschieds und helfen, dessen Funktion im Leben zu verstehen.

Nach der Geburt als erster Krise stellt sich eine weitere wichtige Krise, die sogenannte Trotzphase, im zweiten oder dritten Lebensjahr des Kindes ein. In diesem Alter erlebt sich das Kind plötzlich aufgrund der hirnorganischen Entwicklung als eigenständiges, von seinen Bezugspersonen getrenntes Wesen, nachdem es zuvor in einer Art symbiotischer Verschmelzung mit seinen Eltern gelebt hat. Diese Eigenständigkeit wird nun engagiert erprobt, indem das Kind zu Vielem vehement ein deutliches „Nein" sagt. Es setzt seinen Willen ganz entschieden gegen den Willen der Eltern, was für diese gelegentlich ziemlich anstrengend sein kann. Die Schriftstellerin Christa Wolf beschreibt diesen Bewusstseinswandel in ihrem Buch „Kindheitsmuster" mit folgenden Worten:

> *„Du aber hast eine wenn auch abgegriffene Original-Erinnerung zu bieten, denn es ist mehr als unwahrscheinlich, dass ein Außenstehender dem Kind zugesehen und ihm später berichtet haben soll, wie es da vor seines Vaters Ladentür saß und in Gedanken das neue Wort ausprobierte, ICH ICH ICH ICH ICH, jedesmal mit einem lustvollen Schrecken, von dem es niemandem spre-*

chen durfte". Und weiter: „[...] denn ein Kind, das zum ersten Mal in seinem Leben einen Schauder gespürt hat, als es ICH dachte, wird von der Stimme der Mutter nicht mehr gezogen wie von einer festen Schnur" (Wolf 2007, 14, 16).

Neben der Erprobung des eigenen Willens wächst in dem Kleinkind eine weitere wichtige Erkenntnis heran. Es erlebt seine Eltern nun nicht nur als von ihm getrennte eigenständige Personen, sondern diese Personen sind jetzt auch nicht mehr allmächtig. Sie können dem Kind tatsächlich nicht einen Schneemann im Sommer herbeizaubern oder das zerbrochene Spielzeug wieder unbeschadet zusammensetzen. Eine zunächst große Verunsicherung für das kleine Kind, die wichtigsten Menschen in ihren Fähigkeiten und Möglichkeiten als begrenzt zu erleben. Es wird deutlich, dass hier eine zentrale Welterkenntnis reift, aber dazu muss sich das Kind von einer sehr schönen und Sicherheit gebenden Vorstellung – der Allmacht seiner Eltern – verabschieden. Die Erkenntnis, dass seine Eltern Menschen mit großen, jedoch begrenzten Möglichkeiten ausgestattet sind, kann stattdessen heranreifen. Das ist eine gewaltige Erschütterung. Und doch ist dieser Erkenntnisgewinn unverzichtbar. Man stelle sich nur ein Schulkind vor, das seine Eltern nach wie vor für allmächtig hält.

Eine weitere Krise stellt sich dann mit der Pubertät ein. In der Zeit zwischen 11 und 18 Jahren sind die Eltern doof, die Schule nervt, und das Leben ist fürchterlich anstrengend. Für die Jungen und Mädchen gleicht das Leben dann einer Baustelle. Gewaltige Umbauten, auf die ich hier nicht näher eingehen werde, finden im Gehirn statt und setzen durch vermehrte Hormonausschüttung die bekannten körperlichen Veränderungen in Gang.

Aber auch psychische Veränderungen laufen ab. Gehäuft treten Konflikte zwischen Eltern oder Lehrerinnen und den Jugendlichen auf. Das Handeln der Eltern wird in Frage gestellt und kritisiert. Wegen dieser Streitereien wird die Pubertät gelegentlich auch „zweite Trotzphase" genannt. Nun sind die Eltern nicht nur „nicht allmächtig", sondern sie sind einfach nur peinlich. Manche Jugendlichen weigern sich in dieser Zeit, mit ihren Eltern zusammen in der Stadt gesehen zu werden. Die Abschiedsleistung der Jugendlichen besteht in der Pubertät darin, sich von den Weltanschauungen und dem Lebensstil der Eltern zu distanzieren und eigene Werte und Vorstellungen zu entwickeln. Das kann auch zwischen Geschwistern geschehen. Zum Beispiel ändert der jüngere Bruder plötzlich seine Kleidung oder den bevorzugten Musikstil, um sich vom älteren Bruder abzusetzen, auch wenn dieser bis dahin in Vielem, was Mode, Musikstil oder politische Überzeugungen betraf, gleicher Meinung war. Der Orientierungsrahmen geht zunächst verloren, was stark verunsichernd ist, jedoch unverzichtbar, um zu eigenständigen Werten und Normen zu finden.

Im Laufe eines Lebens schließen sich weitere entwicklungspsychologische Krisen an. Die letzte zu bewältigende Krise ist die Auseinandersetzung mit dem nahenden eigenen Tod.

1.2 Autobiografische Abschiede

Neben den entwicklungsbedingten Abschieden, die einer gewissen psychologischen Gesetzmäßigkeit unterliegen, ist jedes Menschenleben von der Kindheit an auch von ganz individuellen Abschieden geprägt. Das mag der Tod des geliebten Hamsters sein, den ein Kind verschmerzen muss, der Wechsel vom Kindergarten in die Schule oder der Umzug der Familie. Kinder können stellenweise sehr sensibel auf diese Wechsel und Abschiede reagieren. Ein Umzug reißt sie aus ihrem gewohnten Umfeld. Damit dieser etwas sanfter ablaufen kann, ist es hilfreich, Kindern Zeit und Raum für das Abschiednehmen von ihrem Zimmer, den besten Freunden und dem gewohnten Umfeld zu geben. Werden Abschiede nicht gut verarbeitet, können Kinder unausgeglichen sein und sich verstärkt nach dem Altbekannten sehnen.

Auf drei verschiedene exemplarische Abschiede Erwachsener möchte ich nun näher eingehen.

Abschied von Lebensträumen

Ein herausfordernder schwieriger Abschied ist der Abschied von eigenen Lebensträumen oder Lebensentwürfen. Solche Lebensentwürfe sind so vielfältig wie die Menschen selbst. So manch einer träumt von einer Karriere als Sportler, eine andere davon, als Musikerin bekannt zu werden. Menschen träumen vom Eigenheim mit Garten oder einer Weltreise. Diese Träume können schnell zerplatzen. Eine Chlorallergie kann den Traum der Spitzenschwimmerin im Nu zunichtemachen, der Musikerinnentraum scheitert an der harten Realität.

Ein wichtiger Lebenstraum stellt für viele Menschen der Wunsch nach Kindern dar. Laut der Shell-Jugendstudie von 2019, die als eine empirische Untersuchung der Einstellungen, Werte, Gewohnheiten und des Sozialverhaltens von Jugendlichen zwischen 12 und 25 Jahren in Deutschland durchgeführt wurde und regelmäßig im Abstand von vier Jahren durchgeführt wird, bleiben Familie und Beziehungen für die eigene Lebensführung die zentralen Orientierungspunkte. Und gut zwei Drittel (68%) aller 12- bis 25-Jährigen, die selbst noch kein Kind haben, möchten später einmal Kinder bekommen (Wolfert/Quenzel 2019).

Doch was, wenn dieser Wunsch nicht in Erfüllung geht? Es gibt Schätzungen, wonach jedes siebte bist zehnte Paar ungewollt kinderlos bleibt. Für diese Menschen ist das eine große psychische Belastung, die mit viel Stress und Druck einhergeht. Und wenn sich dann nach möglicherweise vielen teuren und kraftraubenden Kinderwunschbehandlungen kein Erfolg einstellt, bedeutet das, sich von einem existenziellen Lebensentwurf verabschieden zu müssen. „Das ist für viele eine Situation, wie wenn jemand gestorben ist" sagt Familientherapeutin Sabine Weißinger-Tholen in einem Radiobeitrag zum Thema „Kinderwunsch-Behandlung" bei Radio Bremen (Pajak 2021).

Wut und Kränkung stellen sich ein, die sich gegen Menschen mit Kindern oder Schwangere und sogar gegen die eigene Person richten können. Schuldgefühle entstehen, die Betroffenen schotten ihre Gefühle von der Außenwelt ab. Es kommt zu einer Phase der Isolierung. Viele halten ihren unerfüllten Kinderwunsch geheim und meiden den Kontakt zu Familien oder Personen mit Kindern. Möglicherweise kann ein Gefühl der Fremdheit zwischen den Partnern entstehen, da es in dieser Phase immer schwerer wird, Nähe zuzulassen. Eine Depression kann die Folge sein, die psychologische Betreuung notwendig macht, um die Trauer verarbeiten zu können. Nach einer unterschiedlich langen Zeit der Trauer drängt sich die Notwendigkeit der Akzeptanz als unausweichliche Haltung zunehmend in den Vordergrund. Die Betroffenen schöpfen neuen Mut, eine Umorientierung zu wagen. Manche entscheiden sich für eine Adoption, andere finden eine neue Lebensperspektive in ehrgeizigen beruflichen Zielen, besonderen Hobbies, politischen oder anderen sozialen Engagements. Oder Menschen entschließen sich, für mehrere Kinder eine Patenschaft zu übernehmen, um dadurch eine Lebensbereicherung und Erfüllung zu erfahren.

So kann der schmerzliche Abschied von existenziell bedeutenden Lebensentwürfen der Beginn einer erfüllenden Neuausrichtung bedeuten. Entscheidend ist die Bereitschaft, diese Lebensträume nach einer unvermeidbaren Zeit der Trauer und des Schmerzes loszulassen, um anschließend in ein Fragen und Suchen nach anderen erfüllenden Lebensaufgaben einzutreten.

Abschied von den Eltern

Abschied bedeutet auch die Auseinandersetzung mit der Sterblichkeit und somit Begrenztheit unseres Lebens. Diese Erfahrung machen die meisten Menschen mit dem Tod der eigenen Eltern. Ein bedeutsamer und unausweichlicher Abschied. Sofern die Eltern oder wir selbst nicht vorzeitig sterben, müssen wir uns in einem Alter damit auseinandersetzen, in dem die eigene Endlichkeit bereits fokussiert wird. Viele Menschen erleben z. B. den 50. Geburtstag als eine

Wegmarke, die uns daran erinnert, dass der Zenit überschritten ist und sich erste Alterserscheinungen einstellen. Doch der Abschied von den Eltern findet nicht erst bei deren Tod statt. Allmählich verliert sich das vertraute, Sicherheit spendende Selbst der Eltern und lässt die „Hülle eines alten Menschen zurück“ (Wiederkehr 2005, 102). Es wird zunehmend notwendig, die Verantwortung für die Eltern zu übernehmen. Das führt zu einer neuen Nähe, welche die Tiefen der alten Beziehung zu ihnen aufwühlt. Ist diese Beziehung bei allen bestehenden Belastungen am Ende eine von Dankbarkeit getragene, stiften notwendig werdende Hilfestellungen nochmals ein kostbares Stück gemeinsamen Lebens. Liebevolle Aufmerksamkeiten können das ein wenig in Vergessenheit geratene Band neu stärken.

Mit dem Tod der Eltern verlieren wir einen zentralen Ankerungspunkt und den Schutzwall zwischen uns und dem Tod. Die eigene Sterblichkeit rückt nahe. Ein Konglomerat aus Trauer über den Verlust der Eltern, Angst vor der eigenen Vergänglichkeit und möglicherweise ein kindliches Verlassenheitsgefühl sorgen für Verwirrung und kosten Kraft.

Doch auch Erleichterung und ein Gefühl der Befreiung, verbunden mit diffusen Schuldgefühlen, können sich beim Tod der Eltern einstellen. Diese manchmal konträren und verworrenen Gefühle müssen verarbeitet werden. Stellen wir uns dieser Bewältigungsaufgabe, eröffnet letztendlich der Tod der Eltern neue Dimensionen. Dankbarkeit für Empfangenes, verbunden mit dem aktiven Gestalten der neuen zeitlichen und emotionalen Freiräume, die Versöhnung mit der Sterblichkeit der Eltern und schlussendlich auch die Annahme der eigenen Endlichkeit sind neue Lebensperspektiven, die bereichern und erfüllen können.

Abschied vom Partner

Verglichen mit dem Tod der Eltern ist der Tod des Partners oder der Partnerin eine sehr viel weitreichendere Erschütterung. Doch wenn wir nicht vor ihm oder ihr sterben, ist auch dieser Abschied ein unausweichlicher, dem sich alle Menschen zu stellen haben, die in einer verbindlichen Partnerschaft leben.

Eindrücklich schildert der Journalist Thomas Feix in seinem in der Frankfurter Allgemeinen Zeitung erschienenen Artikel „Die Einsamen erkennt man nicht“ die Trauer einer Witwe:

„Nach seiner Beisetzung hat sie sich das Doppelbett aus der Wohnung schaffen lassen. Sie schläft auf einer schmalen Liege im Wohnzimmer, der Fernseher steht in der Anbauwand gegenüber. So wie es das Doppelbett war, so

ist Britta auch die Wohnung ohne Peter viel zu groß, siebzig Quadratmeter an Fläche, die hohen Räume, die sie sich beide über die Jahre hinweg gemeinsam eingerichtet hatten. [...] Das erste Jahr nach seinem Tod hat sie nur geweint. Auf dem Friedhof an der Seestraße ist er bestattet. Britta sagt, dass sie nicht in der Lage dazu ist, hinzugehen" (Feix 2015).

Nach dem Tod des Partners ist das Leben ein anderes. Alles erinnert an seine Anwesenheit, und doch ist die Wohnung leer und still. Diese Leere breitet sich in der Seele der Hinterbliebenen aus und legt sich wie ein Schleier über alle Wahrnehmungen und Empfindungen. Nach einer repräsentativen europaweiten Längsschnittstudie gehören zu den häufigsten auftretenden Problemen Depression, Verzweiflung, Appetitlosigkeit und Erschöpfungszustände. Besonders Männer greifen nach dem Tod ihrer Frau häufiger zu Alkohol (Adena 2016). Dauerhafte Einsamkeit wirkt sich auf den Körper wie Stress aus. Wenn Menschen unter Einsamkeit leiden, werden im Gehirn die gleichen Nervenzellen wie bei Schmerzen aktiviert, wie der Ulmer Hirnforscher Manfred Spitzer herausfand (Spitzer 2018). Es stellen sich zusätzlich viele körperliche Beschwerden ein.

Eine Studie von Margaret Stroebe und ihren Kollegen von der niederländischen Utrecht University zeigt, dass Menschen nach dem Tod einer geliebten Person ein höheres Risiko haben, in nächster Zeit selbst zu sterben. – . Bei verwitweten Männern ist dieses Risiko mit 21 Prozent höher als bei den Frauen mit 17 Prozent. „Manche Menschen sterben buchstäblich an gebrochenem Herzen" (Spiegel online 2007).

Gelingt es jedoch, diesen überaus schmerzhaften einschneidenden Verlust anzunehmen und nach neuen Aufgaben oder Perspektiven Ausschau zu halten, kann sich durchaus ein neuer lebenswerter Lebensabschnitt anschließen. Ist der Tod des geliebten Partners gut überwunden, genießen viele Hinterbliebene sogar neue Freiheiten, die sie vorher aufgrund von der Pflege des Partners nicht mehr hatten.

1.3 Abschied nehmen: Was es ist und wie es geht

„Abschiedlich leben", unter dieser Überschrift stehen alle Überlegungen dieses ersten Kapitels. Gemeint ist damit zweierlei: Zum einem, dass Abschiede unvermeidlich sind, mehr noch, dass sie existenziell zum Leben aller Menschen dazugehören, und zwar von Beginn an. Alle kleinen und großen Abschiede bedeuten letztendlich ein Einüben und Erinnern des einen unausweichlichen letzten

Abschieds, nämlich der eigenen Sterblichkeit. Diese Erkenntnis gilt es in das eigene Selbstbild zu integrieren und sie als tragenden Teil unseres Selbstverständnisses zu akzeptieren. Zum anderen meint „abschiedlich leben", dass zu einem gelingenden Leben die Annahme dieser Abschiede unverzichtbar dazu gehört, und zwar nicht nur als unausweichliches Übel, sondern in einer versöhnlichen Haltung. Denn das Wissen um unsere zeitliche Begrenzung, das Wissen um die Endlichkeit unseres Lebens macht dieses in besonderem Maße wertvoll und führt aus der Beliebigkeit unseres Handelns und Seins heraus. Wertvoll ist, was knapp ist. Das kann man von der Wirtschaft lernen, und das gilt gleichermaßen für die eigene Lebenszeit. Würden wir unbegrenzt lange leben, hätte unser Handeln kaum eine Relevanz, denn schließlich könnten wir alles auch noch morgen oder in 100 Jahren tun.

Sicherlich stellt unsere Verletzlichkeit und letztendlich unsere Sterblichkeit eine Bedrohung unseres Lebens dar. Das Bestreben, diese Bedrohung zu überwinden oder zu reduzieren, hat uns immense Fortschritte im Zusammenhang mit Gesundheitsprävention und kurativer Medizin beschert. Doch das Phänomen einer grundsätzlichen Vergänglichkeit allen Lebens ist auch eine Bedingung, unter der wir unser Leben zu führen haben. Mit diesem Verständnis verändert sich die Bewertung des Todes. Gerade für Intensivmediziner, die sich in besonderem Maße dem Kampf gegen das Sterben verpflichtet fühlen, wäre dieses Bewusstsein als ergänzende Haltung wünschenswert und hilfreich, weil entlastend. Und vielleicht kann dieses geänderte Verständnis dem Tod ein wenig seinen Schrecken nehmen. Voraussetzung dafür ist die grundlegende Bereitschaft, Abschied zu nehmen oder, wie in der Überschrift formuliert, zu einer abschiedlichen Lebenseinstellung zu gelangen.

Doch wie macht man das, „Abschied nehmen"? Unsere Sprache gibt eine erste Antwort: Mit dem Verb „nehmen" wird ein aktives Handeln bezeichnet. Seine Bedeutung ist vielfältig, und nicht alle vom Duden aufgezeichneten Anwendungen sind in unserem Kontext hilfreich. Einige Beispiele helfen, diese aktive Handlung des Abschiednehmens zu veranschaulichen. Laut Duden bedeutet „nehmen": „[ergreifen und] an sich, in seinen Besitz nehmen, (etwas Angebotenes) annehmen, in Anspruch nehmen, sich geben lassen, in einer bestimmten Weise betrachten, auffassen, bewerten, einschätzen, in seiner Art akzeptieren, hinnehmen, aufnehmen" (Duden online o.J.).

Wenn wir Abschied nehmen, nehmen wir etwas an oder vielleicht auch lediglich hin, oder wir nehmen etwas weg, wenn wir einer Gegebenheit ganz bewusst „ein Ende setzen". Im Gebrauch unserer Sprache wird die Ambivalenz des Abschiednehmens deutlich, „denn es ist ein Unterschied, ob wir durch einen Abschied etwas hinnehmen oder etwas annehmen, ob wir etwas loslassen oder es uns entrissen wurde" (Schmidt 2019, 42).

Bei allen unterschiedlichen Reaktionsmöglichkeiten bleibt festzuhalten: Abschied ist die Reaktion auf eine Trennung. Etwas verschwindet, das lange anwesend war. In unserer Erinnerung ist das Verlorengegangene noch präsent, was zum Gefühl der Trauer führt. Es handelt sich um eine Anwesenheit des Abwesenden, sei diese Trennung nun aktiv herbeigeführt oder unbeeinflusst von uns an uns geschehen. Abschiede sind unausweichlich. Die Kunst besteht darin, sie so zu gestalten, dass damit ein Entwicklungsprozess in Gang gesetzt wird.

Ähnlich wie das Ankommen oder die Trauer ist auch das Abschiednehmen ein Prozess, der durch verschiedene Phasen gekennzeichnet ist. Diese Phasen werden nicht immer hintereinander, linear durchlaufen, sondern können an jeder Stelle stagnieren, nochmals zu einer vorherigen Phase zurückkehren, und manchmal kann eine Phase übersprungen und später nachgeholt werden. Erforderlich wird das aktive Abschiednehmen in dem Moment, wenn uns die Abwesenheit bewusst wird und wir sie als Verlust spüren.

Die Philosophin und Publizistin Ina Schmidt, die sich mit dem Thema der Vergänglichkeit beschäftigt, bezeichnet vier Ebenen, die in solch einem Abschiedsprozess durchlaufen werden (Schmidt 2019):

Die **erste Ebene** ist von der Einsicht gekennzeichnet, dass ein unvermeidliches Ende gekommen ist: das Ende einer Beziehung, einer Karriere oder auch eines Menschenlebens.

Auf der **zweiten Ebene,** wird ein Handeln erkennbar, sei es, dass der Abschied sprachlich zum Ausdruck gebracht wird in Form einer schriftlichen oder mündlichen Verabschiedung oder in Form einer Zeremonie, z.B. des Junggesellenabschieds oder einer Bestattung. Die wichtige Funktion solcher Zeremonien ist in der Vergangenheit häufig unterschätzt worden. Seit geraumer Zeit wird deren Wichtigkeit jedoch wieder verstärkt gewürdigt, und entsprechende Möglichkeiten der Zeremonie werden angeboten. Bestattungen und Beerdigungen werden heute sehr viel individueller gestaltet, Schweigeminuten werden abgehalten und Erinnerungsstätten eingerichtet und gepflegt.

Auf der **dritten Ebene** findet der innere Abschied statt. Dabei geht es nicht nur um die Einsicht eines unwiederbringlichen Verlustes, sondern um dessen Bearbeitung. Auf dieser Ebene stellt sich das Betrauern ein. Und dieses Betrauern wird zugelassen. Die Bedeutung des Verlorenen wird erinnert und anerkannt.

Auf der **vierten Ebene** vollzieht sich die bewusste Entscheidung, der willentliche Akt, etwas wirklich gehen zu lassen. Hier werden Wille und Emotion verbunden. Es findet ein Einwilligen statt. Dieses Einwilligen wird ermöglicht, indem aus einem rückwärtsgewandten „Nicht-mehr" ein in die Zukunft gerichtetes „Noch-nicht" wird. Das heißt, mit der Einwilligung in den Verlust geht ein Hoffen auf etwas Neues, Anderes einher. Es wird eine mögliche lebenswerte Zukunft ohne die geliebte Person entworfen. Diese vier Ebenen sollen nach Ina Schmidt keinen idealen Verlauf beschreiben, sondern eher eine Hilfestellung darstellen, um die Praxis des Abschiednehmens besser verstehen zu können.

1.4 Jedem Anfang wohnt ein Ende inne

„[…] jedem Anfang wohnt ein Zauber inne" lautet eine bekannte Zeile in dem Gedicht „Stufen" von Herman Hesse (Hesse 2008). Anfänge sind etwas Schönes, Verheißungsvolles. Die neue leere Seite im Schulheft, die immer schöner und besser werden sollte als die vorherige, (es aber meistens dann doch nicht wurde), die Anreise zum Urlaubsort, der besondere Moment, wenn der Dirigent den Taktstock hebt – der Zauber des Anfangs besteht in dem „Noch-nicht". Wir sind noch nicht festgelegt. Voller Erwartung, Neugier und Spannung machen wir uns auf Entdeckungsreisen. Es besteht noch Entscheidungs- und Gestaltungsfreiheit. Doch längst ist in allen Anfängen das Ende vorgezeichnet oder absehbar, wie bereits bei den entwicklungsbedingten Abschieden deutlich wurde.

Selbst die Geburt, die ja eindeutig einen Anfang darstellt, bedeutet doch gleichzeitig auch ein Ende, nämlich das Ende der Geborgenheit in der Gebärmutter. Aber auch der Beginn des Lebens ist nicht eindeutig, denn dieser setzt bekanntermaßen schon deutlich früher an, vielleicht schon bei der Zeugung, der ersten Zellteilung oder bei der Einnistung in die Gebärmutter. Da gibt es unterschiedliche Festlegungen der Biologinnen oder der Medizinethiker. Jedoch beginnt die Lebensgeschichte schon sehr viel früher, und zwar mit dem Zeitpunkt des Kennenlernens der Eltern. Welche Verflechtungen haben zu diesem Kennenlernen geführt? Ich will mit diesen Fragen deutlich machen, dass schon die Definition des Anfangs durchaus unklar sein kann und man häufig an verschiedenen Stellen ansetzen kann. Ebenso ist unser Lebensende Grundlage und Voraussetzung für Anfänge. Materiell betrachtet sind unsere Verwesungsreste Dünger für nachkommende Vegetation und unsere geistigen Hinterlassenschaften Nährboden neuer Erkenntnisse. Das mag im Einzelfall möglicherweise spärlich sein, ist aber in der Summe durchaus relevant. Alle unsere wissenschaftlichen und kulturellen Errungenschaften basieren auf den Erkenntnissen früherer Generationen.

Um die Verflochtenheit von Anfang und Ende besser verstehen zu können, müssen wir uns mit dem Phänomen „Zeit" auseinandersetzen. Uns allen geläufig ist ein lineares Zeitverständnis. Etwas beginnt, vielleicht ein 100-Meter-Lauf. Diesen Beginn und auch das Ende kann man mit der Stoppuhr festhalten und somit Anfang und Ende und die dazwischenliegende Zeit genau definieren.

Jugendliche einer Kirchengemeinde haben im Rahmen einer generationenübergreifenden Begegnungsveranstaltung das eigene Leben und die Vergänglichkeit anhand eines Zollstocks bildlich dargestellt. Das war schon rein optisch ein beeindruckender Unterschied zwischen mir als über 60-Jährige und den 18– bis 25-Jährigen. So ein lineares Zeitverständnis ist recht verständlich und für viele Situationen auch angemessen und plausibel. Wenn man allerdings weiter fragt und tiefer schürft, stößt man schnell an dessen Grenzen. Denn bei genauem Hinsehen ist es mit der Linearität von Zeit und den damit verbundenen und uns geläufigen Zeitformen von Vergangenheit, Gegenwart und Zukunft komplizierter.

Bereits der römische Bischof Augustinus hat darauf hingewiesen, dass eigentlich alles Gegenwart ist, denn wenn ich mich an Vergangenes erinnere, dann mache ich das in der Gegenwart, und wenn ich über Zukünftiges nachdenke, dann sind das Erwartungen, die im gegenwärtigen Hier und Jetzt gebildet werden. Also ganz schön verwirrend. Deshalb seufzte auch Augustinus schon vor über 400 Jahren: „Was also ist die Zeit? Wenn mich niemand danach fragt, dann weiß ich's. Will ich's aber einem Fragenden erklären, weiß ich's nicht" (Schmidt 2019, 58).

Anfang und Ende sind also nicht zwingend zeitlich versetzt, sondern gleichzeitig in einem Geschehen abgebildet. An den Stellen, an denen im Herbst die Blätter abgefallen sind, sind gleichzeitig schon die Ansätze der neuen Knospen vorhanden. Was kein Ende hat, kann nicht beginnen, und Vergänglichkeit ist auf Anfänge angewiesen. Und oftmals liegt es im Auge des Betrachters, ob für ihn das Abschiednehmen oder das Anfangen in einem Geschehen dominiert. Die Psychotherapeutin und Logotherapeutin Elisabeth Lukas zitiert dazu eine Geschichte von Fiedler: Ein König war untröstlich darüber, dass in seinem Königreich immer dann jemand starb, wen man sich gerade über die Geburt eines neuen Menschen freuen wollte. Das ließ den König so verzweifeln, dass er sein Amt niederlegte, um im Wald als Einsiedler zu leben. Nach vergeblichen Versuchen seiner Weisen, ihn zur Rückkehr zu bewegen, gelang dies schließlich dem Hofnarren, indem er den König anwies, die Dinge einfach mal auf den Kopf zu stellen. „Stirbt in deinem Reiche einer und trauern deine Untertanen, so wird gleichzeitig an anderer Stelle ein neues Leben geboren. Ist das nicht ein Wunder?", so sagte der Narr dem König (Lukas 1996, 98).

Exkurs: Krisen und Katastrophen

Der Begriff Krise ist uns in der Medizin geläufig. Er kommt aus dem Lateinischen (crisis) und steht für eine Phase der Krankheit, welche einen Wendepunkt darstellt: eine kritische Phase von Stunden oder Tagen, in denen sich entscheidet, ob sich der krankhafte Zustand zum Guten oder zum Schlechten (Tod) wendet. „Im Chinesischen besteht das Wort Krise aus zwei Schriftzeichen, das eine Zeichen (wei) hat die Bedeutung von Gefahr, das zweite Zeichen (ji) bedeutet Chance, Gelegenheit" (Burgheim 2002, 1). Unser Lebensweg ist nicht frei von Krisen. Das sind Situationen, die uns deutlich machen, dass es nicht wie bisher weitergehen kann. Wichtige, Sicherheit gewährende Lebensbereiche wie Gesundheit, Beziehungen, finanzielle Situation oder auch Weltanschauungen werden in Frage gestellt und erschüttert. Krise wird erfahren als Bedrohung und Gefahr mit dem Risiko, daran zu scheitern. Gleichermaßen beinhaltet Krise jedoch eine Chance und Möglichkeit neu zu beginnen, sich umzuorientieren und an der Krise zu reifen.

Noch anschaulicher wird diese Bivalenz von Krisen durch den Wortursprung des Begriffs Katastrophe. Dieser Begriff hat mittlerweile eine eindeutig negative Bedeutung. Ursprünglich war das allerdings anders. Er leitet sich ab vom griechischen katastrophé und bedeutet so viel wie Wendung, Umdrehen (Duden online o.J.). Das mag die erforderliche Wendung innerhalb einer Tanzschrittabfolge sein oder die Wendung einer Handlungslinie innerhalb eines griechischen Theaterstücks. Burgheim beschreibt die Katastrophe als den Wendepunkt, an dem der Bauer beim Pflügen das Ende der Furche erreicht und nun seine Ochsen wenden muss, um nach einer Kehrtwende eine neue Furche zu pflügen. Diese Kehrtwende hat für den Bauern einen Perspektivenwechsel zur Folge, denn nun sieht er den Acker und die den Acker umgebende Landschaft aus einem neuen, anderen Blickwinkel. Allerdings mag solch eine Kehrtwende mit störrischen Ochsen durchaus herausfordernd sein und möglicherweise tatsächlich zu einer Katastrophe führen.

Der Ausgang von Krisen ist offen. Deshalb liegt viel daran, die darin enthaltenen Chancen und Entwicklungen wahrzunehmen und Scheitern und Verzweiflung zu vermeiden. C.G. Lichtenberg (1742–1799), Physiker und Begründer des deutschsprachigen Aphorismus, hat es in einem bekannten Wortspiel folgendermaßen beschrieben: „Ich kann freilich nicht sagen, ob es besser werden wird, wenn es anders wird; aber so viel kann ich sagen, es muß anders werden, wenn es gut werden soll".

2 Schwierige Formen des Abschieds

2.1 Worum geht es genau?

Um den Gegenstand des Buchs noch etwas genauer zu definieren, mag es hilfreich sein, zunächst das zu benennen, worum es **nicht** geht. Es geht in diesem Buch nicht um den Tod, obwohl seine stete Anwesenheit beunruhigen mag. Was es bedeutet, tot zu sein, können wir nicht wissen. Den Lebenden sind Aussagen über den Tod nicht möglich. Er entzieht sich, wir wissen nicht, wie es sich anfühlt, tot zu sein. Zwar betrifft uns der Tod im Wesen unserer Existenz, und doch bleibt da eine unüberwindbare Barriere, so sehr man es auch anders wünschen mag. Die Innenperspektive des Tot-Seins muss uns absolut fremd sein. Dies wird uns später noch näher beschäftigen.

Bei den erschwerten Abschieden geht es stattdessen um das Sterben, also die Zeit unmittelbar vor dem Tod, um Erfahrungen auf der Schwelle. Das Sterben ist im Gegensatz zum Tod ein unterschiedlich langer Prozess. Menschen können innerhalb von Sekunden aus dem Leben gerissen werden, können ein längeres Sterben scheinbar passiv über sich ergehen lassen oder auch um ihr Leben kämpfen. Sie können ihre Erfahrungen aufschreiben, darüber berichten. Menschen gestalten den Kontext dieses Sterbens oder begleiten es – helfend, lindernd, mitfühlend oder beobachtend. Es geht also im Weiteren um den psychosozialen Aspekt des Sterbens. Um es genau zu definieren: Es geht um die Sterbenden, deren An- und Zugehörige und um die Menschen, die diesen Sterbevorgang professionell begleiten, insbesondere um Pflegekräfte.

Seit jeher wünschen sich Menschen ein würdiges Sterben und damit einhergehend ein gutes Abschiednehmen. In der abendländischen Kultur gibt es diesen Wunsch schon lange: Jahrhundertelang galt ein „guter Tod" als Zeichen für die Rettung der Seele und als erhebende Erfahrung für Familienangehörige und Freunde. Um dieses würdige oder, wie es Tausch und Tausch formulieren, „sanfte Sterben" (Tausch/Tausch 1991) genauer von den erschwerten Abschieden zu unterscheiden, seien im Folgenden einige Kriterien des guten oder des idealen Abschiednehmens erläutert.

Zu einem idealen Abschied gehört möglichst wenig Leiden. Das Sterben soll schmerzfrei oder zumindest schmerzarm sein. Cicely Saunders, die Begründerin der modernen Hospizbewegung, der Palliative Care und Palliativmedizin sagte dazu, dass Morphium und Nächstenliebe die wichtigsten Instrumente in der Sterbebegleitung seien (Luyken 2003).

Seitdem ist die Schmerzbekämpfung ein zentrales Anliegen der Palliativmedizin und -pflege. Nach Angaben der deutschen Krebshilfe erreicht man mithilfe der heutigen Möglichkeiten der Schmerztherapie bei Krebskranken bei jedem Betroffenen eine Schmerzlinderung und bei 85 bis 90 Prozent der Patienten sogar eine weitgehende Schmerzfreiheit (Deutsche Krebshilfe o.J.). Allerdings kann das Versprechen eines schmerzfreien oder schmerzarmen Todes nicht immer eingelöst werden.

Ein weiteres wichtiges Kriterium für ein ideales Abschiednehmen ist das Einverständnis von beiden Seiten. Sowohl der oder die Sterbende als auch die begleitenden Angehörigen finden ein „Ja" zu dem Sterben. Dieses Einverständnis ist umso leichter, wenn das Sterben am Ende eines langen, erfüllten Lebens stattfindet. Viele gleichaltrige Freunde und Angehörige sind bereits verstorben, die eigene Hinfälligkeit nimmt zu, und es reift ein tiefes Einverständnis, manchmal geradezu eine Todessehnsucht heran als Voraussetzung eines idealen Abschiednehmens. Dieses Einverständnis kann durchaus auch bei jüngeren sterbenskranken Menschen entstehen, nachdem sie eine unterschiedlich lange Zeit gehadert haben. Ein noch recht junger Gast im Hospiz sagte zu mir, dass er alles erledigt habe. Er sei bereit zu sterben und genieße nun jeden Augenblick des Lebens. Mehr noch, diese absolute Konzentration auf die Gegenwärtigkeit empfinde er als eine große Befreiung und Glück.

Allerdings wird nicht immer dieses Einverständnis von beiden Seiten geteilt. Oftmals sind es die Angehörigen und Freunde, denen das Loslassen schwerfällt. Das ist verständlich, da sie es doch sind, die ohne den geliebten Menschen weiterleben und viel Trauerarbeit bewältigen müssen. Und so wird es auch im Folgenden viel um Formen des erschwerten Abschieds gehen, bei dem vor allem die Hinterbliebenen leiden.

Ein weiteres Kriterium für ein ideales Abschiednehmen ist in zweifacher Hinsicht selbstredend, soll der Vollständigkeit halber jedoch auch genannt werden. Zum einen muss eine emotionale Verbundenheit bestanden haben, damit es überhaupt zu einem Abschiednehmen kommen kann. Insbesondere familiäre Beziehungen können eine lange konflikthafte Geschichte haben, geprägt von unguten Abhängigkeiten oder gegenseitigen Verletzungen. Wenn das eine Beziehung bestimmt, dann ist die emotionale Voraussetzung für einen guten Abschied nicht gegeben.

Zum anderen muss grundsätzlich eine Möglichkeit des Abschiednehmens bestehen. Viele Menschen haben die Vorstellung, dass dieses Abschiednehmen einhergeht mit Gesprächen über das Leben und die gemeinsame Beziehung. Letzte wichtige Worte des geistig präsenten Sterbenden trösten die Angehörigen und bedeuten ein über den Tod des geliebten Menschen hinausreichendes unvergessliches Erbe. Dieses Abschiednehmen braucht idealerweise einen würdigen Rahmen, der in seiner Ausgestaltung kulturell bedingt sehr unterschiedlich sein wird. So ist es in den westeuropäischen Kulturen üblich, sich im engen Familien- und Freundeskreis eher ruhig von Sterbenden zu verabschieden, während in orientalisch geprägten Kulturen viele Menschen laut wehklagend Abschied nehmen.

Allerdings geschieht es eher selten, dass Menschen in dieser Würde sterben. Die Wirklichkeit besteht leider nur allzu oft aus Ereignissen, in deren Verlauf sich krankheitsbedingt die Persönlichkeit des Sterbenden immer mehr verändert, bisweilen gar auflöst.

Im Weiteren werden exemplarisch verschiedene Formen des schwierigen Abschieds beschrieben. Keinesfalls will ich ein Schreckensgemälde qualvollen Sterbens und verzweifelter Hinterbliebener aufzeichnen, vielmehr möchte ich ein realistischeres Bild der Wirklichkeit wiedergeben, um dadurch überhöhte Erwartungen und daraus resultierende Enttäuschungen für Pflegende und Angehörige zu verhindern.

2.2 Das lange, quälende Sterben

Immer wieder sagen Menschen, dass sie keine Angst vor dem Tod, wohl aber vor dem Sterben haben. Das Sterben ängstigt, weil man das körperliche und geistige Leiden auf sich zukommen sieht. Diese Angst hat seit jeher die Medizin beflügelt und zu gewaltigen Fortschritten in der Bekämpfung von Krankheiten und Schmerzen geführt. Das eindrucksvolle technologische Können der Medizin hat zu einer radikalen Veränderung des Sterbens geführt. Qualvoll und teils auch langsam wird vor allem noch dort gestorben, wo diese Medizin armutsbedingt bisher keinen Einzug halten konnte. Im Kontext der Corona-Pandemie mussten allerdings auch wieder Menschen langsam und qualvoll in den Ländern sterben, in denen aufgrund der hohen Zahl der Todkranken die medizinische Hilfe nicht mehr in ausreichender Menge zur Verfügung stand, zum Beispiel in der ersten Welle in Italien oder im Frühjahr 2021 in Indien.

In den reichen Ländern des Westens hingegen haben die Möglichkeiten der Medizin das Sterben dramatisch verändert. Der Wunsch nach einer Maximaltherapie trotz infauster Prognose, der Wunsch der Angehörigen, alle therapeutischen Möglichkeiten auszuschöpfen, vielleicht auch der Erfolgsdruck der behandelnden Ärzte führen oftmals zu einem verlängerten Sterben.

Medikamente und Operationstechniken können das Leben um etliche Jahre verlängern, wie die stetig steigende durchschnittliche Lebenserwartung beweist. Allerdings verlängert sich dadurch auch die Zeit der Gebrechlichkeit und Hilfsbedürftigkeit und damit die Zeit, in der Menschen mit dem eigenen Sterben konfrontiert werden. Auch dort, wo die Sterbephase noch nicht begonnen hat, leben viele Menschen bereits im subjektiv empfundenen Bewusstsein, das Leben laufe unerbittlich auf ein Ende zu, das in Sicht gekommen ist. Das Nachlassen der Kräfte bis hin zur völligen physischen und psychischen Erschöpfung führt zu einer schmerzhaft erlebten Hilfsbedürftigkeit. Alle Selbstständigkeit, die den Betroffenen wichtig und wertvoll war, ist abhandengekommen, und dieser Verlust ist eine Quelle des Leidens. Oder, wie Joachim Fuchsberger sein Buch über das Alter betitelte: „Altwerden ist nichts für Feiglinge“ (Fuchsberger 2014).

Ist dann der Mensch in die unmittelbare Sterbephase eingetreten, verzögert die Medikalisierung auch diese Phase. Das verlängert das Leiden für die Sterbenden und deren Begleitpersonen. Nicht selten können sich die Sterbenden nicht mehr äußern oder sind sogar nicht mehr bei Bewusstsein. Auf der Schwelle zum Tod trennt eine undurchdringliche Wand die Sterbenden von den Lebenden. Die Angehörigen und Pflegekräfte können nicht wissen, wie es dem Sterbenden ergeht. Man möchte so gerne alles tun, um das Leiden zu lindern, weiß aber nicht, was als Linderung oder Trost empfunden wird. Nach Informationen gierend, wird der Sterbende genau beobachtet. Der geöffnete Mund, das rasselnde Atmen werden als Ausdruck quälenden Leids interpretiert, und die Sterbebegleitenden sind im hohen Maße angespannt. Dauert diese Sterbephase Tage oder gar Wochen, so wird dieses Leid geradezu als unerträglich empfunden. „Wann ist meine Mutter endlich erlöst? Ich kann dieses Leiden nicht mehr länger mit ansehen“, sagte mir weinend eine Angehörige. Auch auf den Intensivstationen erleben Angehörige und medizinisches Personal oftmals ein hinausgezögertes und somit als qualvoll empfundenes Sterben bei den Patienten, die nur noch durch medikamentöse Interventionen und Maschinen, die ausgefallene Körperfunktionen ersetzen, am Leben gehalten werden.

Insbesondere bei onkologisch Erkrankten in der Sterbephase gelingt es nicht immer, die Schmerzen auf ein erträgliches Maß zu reduzieren. Ein schmerzgepeinigtes Sterben und die Begleitung eines an Schmerzen leidenden Menschen stellt eine belastende Form des schwierigen Abschieds dar. Schmerzen können nur fragmentarisch mitgeteilt werden. Als Jugendliche habe ich in einer zahnschmerzgeplagten Nacht versucht, diesen Schmerz so zu beschreiben, dass andere ihn nachempfinden konnten. Ich wollte ihn anderen mitteilen. Und während ich das tat, veränderte sich der Schmerz oder vielleicht auch meine Abwehrhaltung gegen ihn. Auf jeden Fall schlief ich darüber ein und war am anderen Morgen ganz begeistert von dieser neuen Form der Schmerzbewältigung. Hat der Schmerz jedoch ein bestimmtes Maß überschritten,

„[...] macht er sprachlos, er schlägt die Sprache mit Stummheit. [...] Der Aufschrei oder das Stöhnen mögen noch ein Ventil sein, das den unmittelbaren Druck, den der Schmerz verursacht, abzulassen versucht, aber als sprachliche Mitteilung im engen Sinn kann sie wohl kaum aufgefasst werden. Im Schmerz ist uns die Sprache abhandengekommen [...] Das Ich wird von den Schmerzen überflutet und existiert lediglich weiter als Schmerz-Ich" (Wils 2007, 56, 80).

Schmerz macht einsam. Er macht es dem gepeinigten Menschen unmöglich, in Kontakt zu seiner Umwelt zu treten. Sterbebegleiter, die einem derartigen Leiden hilflos gegenüberstehen, erleben eine Ohnmacht, sie können den Leidenden nicht lindernd beistehen.

2.3 Der unversöhnte Abschied

Abschied im Streit

In der beliebten Serie „Bridgerton", in der es um Liebesdramen in der englischen High Society in den Anfängen des 19. Jahrhunderts geht, schwört Simon Basset, Duke of Hastings, am Sterbebett seines Vaters, nie zu heiraten, um keine Kinder zu zeugen. Mit diesem Schwur möchte er vor allem den Vater treffen und sich dafür rächen, dass er sich sein ganzes Leben lang von ihm gedemütigt gefühlt hat. Der Abschied am Sterbebett ist also alles andere als versöhnlich. Noch dazu schadet sich Basset am ehesten selbst, da er seiner geliebten Daphne nicht näherkommen kann.

Familien und freundschaftliche Beziehungen bieten Rückhalt und Sicherheit, doch wo Menschen zusammenleben, kommt es immer wieder zu Streitigkeiten und leider auch zu verletzenden Konflikten. Eltern brechen den Kontakt zu ihren Kindern ab, weil diese nicht ihren Erwartungen genügen, Erbstreitigkeiten führen zu Auseinandersetzungen, Geschwisterkonflikte entstehen, weil die Pflege der Eltern geregelt werden muss, und lassen alte, längst verheilt geglaubte Wunden aufbrechen. Manchmal fügen Menschen in solchen Auseinandersetzungen einander derart schmerzende Verletzungen zu, dass es ihnen nicht möglich ist, zu vergeben und sich zu versöhnen. Folgerichtig werden diese Zerwürfnisse dann auch nicht angesichts des nahen Todes befriedet. Einmal bat mich eine ältere Dame, sicherzustellen, dass auf ihrer Todesanzeige öffentlich vermerkt wird, dass ihr Ehemann auf ihrer Beerdigung nicht erwünscht sei. In Hospizen lassen Gäste (wie die Patienten dort genannt werden) manchmal nicht zu, dass bestimmte Angehörige sie besuchen, um sich von ihnen zu verabschieden.

So ein unversöhntes Sterben ist ein mühevoller Abschied für alle Beteiligten. Es erschwert das Loslassen des Sterbenden und verhindert ein sanftes Sterben. Eine Rechnung ist noch nicht beglichen und fordert ihren Tribut. Für den Angehörigen enden die quälenden Vorwürfe nicht mit dem Tod der betreffenden Person, sondern treiben ihr „Unwesen“ über den Tod hinaus. Dann ist der Friedhof kein Ort des Friedens, und das Leben des Hinterbliebenen ist überschattet von nagender Unversöhnlichkeit.

Gelegentlich ist die Unversöhnlichkeit an die eigene Person gebunden. Menschen können sich gefällte Entscheidungen und Verhaltensweisen nicht verzeihen oder sich nicht mit ihrem Schicksal versöhnen. Ihre Verbitterung quält sie bis zum Tod. Einmal kam ich mit einem Gast im Hospiz über das Thema Erinnerungen ins Gespräch. Ich zeigte ihm auf, welch kostbarer Schatz Erinnerungen sein können. Voller Verbitterung antwortete der Gast, er habe nur schlechte Erinnerungen an seine Vergangenheit. Betroffen habe ich ihm dann eine ganze Weile zugehört und viel Schlimmes von ihm erfahren.

Pflegekräfte und andere Sterbebegleiterinnen wissen, dass ein unversöhnter Abschied eine Bürde für die Hinterbliebenen bedeutet. Daher geben sie sich in der Regel große Mühe, eine Versöhnung herbeizuführen. Gelingt ihnen dies nicht, empfinden sie es möglicherweise als Scheitern. Doch es gilt: Menschen haben ein Recht auf ihren eigenen Tod, und das Sterben ist so individuell wie das gelebte Leben.

Übrigens, bei der erwähnten alten Dame ist es am Ende doch zu einer Versöhnung gekommen. Unerwartet starb ihr deutlich jüngerer Mann vor ihr. Als Gestorbener im Bett liegend, konnte er ihr nichts mehr antun. Nun war es ihr möglich, ihm zu verzeihen.

Abschied beim Tod des eigenen Kindes

„Wenn dein Kind stirbt, wird es nie wieder gut“ so Marina Raimer, die Mitbegründerin der Aline-Raimer-Stiftung. Diese Stiftung kümmert sich um die Belange von jungen Patienten mit Krebserkrankungen. Ihre Tochter Aline starb im Alter von 18 Jahren an Lymphdrüsenkrebs. Den Verlust ihres Kindes hat die Mutter auch nach zwölf Jahren noch nicht verwunden – aber sie hat einen Weg gefunden, damit zu leben (Bock 2016).

Die Liebe der Eltern zu ihrem Kind wird oft als höchste Form der Liebe bezeichnet. Sie ist aufopferungsvoll und zunächst bedingungslos. Die meisten Eltern würden für ihre Kinder alles geben – auch ihr eigenes Leben. Sie tun alles, um ihre Kinder zu schützen. Nur so wird – aus biologischer Sicht – das Fortbestehen der eigenen Art sichergestellt. Ein Kind, das ist das anvertraute auf Zukunft angelegte Leben.

Wenn dieses Kind stirbt, dann ist das einfach nur falsch und schlimm. Trauer, Wut über das Schicksal, Einsamkeit, Schock und Verzweiflung lassen Mütter und Väter gleichermaßen an ihre emotionalen Grenzen stoßen. Der Tod des Kindes erschüttert das Leben der Eltern, es ist ab diesem Zeitpunkt ein Leben im Ausnahmezustand. Die Zeit heilt keine Wunden, wenn das eigene Kind stirbt. Sie lehrt nur, mit dem Unfassbaren zu leben. Und es bedeutet Schwerstarbeit, damit weiterleben zu können.

Eine Mutter, deren Kind beim Spielen in einer Sandgrube verschüttet worden war, entwickelte als Überlebensstrategie folgende mediative Übung für sich: Jeden Morgen ging sie in den Garten, konzentrierte sich auf den sie umgebenden Eindruck und gab dann diesem neuen Tag eine Farbe, eine Melodie und einen Geruch. Jeden Morgen hatte sie eine kleine Zeit, an der sie nicht an ihr verstorbenes Kind dachte. Das ließ sie weiterleben.

Unfälle sind die Haupttodesursache bei Kindern. Sie waren 2016 Grund für 39 Prozent der Todesfälle bei den jüngeren und 43 Prozent der Todesfälle bei den älteren Kindern (Müller 2018). Bei Unfällen überrascht der Tod des Kindes die Eltern völlig unvorbereitet. Wie ein Blitz aus heiterem Himmel trifft die Nachricht die Eltern, und schlagartig ist alles anders. Quälende Schuldgefühle erschweren die Trauer, insbesondere, wenn diese Unfälle vermeidbar gewesen wären oder gar auf menschliches Versagen zurückzuführen sind. Eine Mutter, deren Sohn durch einen Fahrradunfall ums Leben kam, berichtete:

> *„Wir verbrachten die Zeit in so einem Nebel. Es mussten zwar permanent Gespräche und Entscheidungen getroffen werden. Aber man konnte das Unglück überhaupt nicht begreifen. Es war wie dieses Gefühl, wenn man in einen Schlaf fällt. Und so war das die ganze Zeit. So ist das auch seitdem immer wieder. Dass man denkt, man fällt, und wacht dann aber wieder auf und denkt, das ist eigentlich gar nicht passiert. Weil das so unreal ist, weil man nicht darauf vorbereitet ist“ (Davydov 2019).*

Anders ist der Verlauf, wenn Kinder an onkologischen Erkrankungen sterben. Hier geht dem Tod ein kräftezehrender Kampf um das Überleben voraus. Ohnmächtig müssen die Eltern miterleben, wie die Therapien das Kind immer mehr schwächen. Sie klammern sich an winzige Anzeichen von Verbesserungen wie an einen rettenden Strohhalm, um wenig später hoffnungslos zu zerbrechen. Die Begleitung des Kindes in der Klinik oder im Kinderhospiz verlangt ihnen alles ab. Sind noch Geschwister vorhanden, bleibt es nicht aus, dass diese vernachlässigt werden. Wenn dieses Kind dann stirbt, sind die Eltern körperlich und seelisch vollständig erschöpft. Da Männer und Frauen unterschiedlich trauern, können Ehen an dieser Belastung zerbrechen oder verwaiste Eltern vereinsamen. Ihr soziales Umfeld wird kleiner, weil Nachbarn und Freunde aus Angst, etwas falsch zu machen, die trauernden Eltern meiden.

Allerdings finden verwaiste Eltern mithilfe von intensiver Selbstreflexion und Unterstützung von außen in beeindruckender Weise sinnstiftende Wege, um nach dem Tod des eigenen Kindes weiterleben zu können. Eine verwaiste Mutter erfüllte sich nach dem Tod ihres Sohnes einen lang gehegten Herzenswunsch, lernte Reiten und kaufte sich ein Pferd. Eltern gründen Elterninitiativen für tumorkranke Kinder oder Selbsthilfegruppen für verwaiste Eltern. Mütter und Väter veröffentlichen in Büchern ihre Erfahrungen oder erlernen ein Instrument. Bei alledem wird das verstorbene Kind immer einen besonderen Platz im Leben der Eltern behalten.

So schreibt die preisgekrönte koreanische Schriftstellerin Han Kang in ihrem wunderschönen Text von der Trauer über den Tod einer Neugeborenen:

> *„Ich werde dich in der Stille eines Birkenwäldchens vor mir sehen. Ich werde dich vor mir sehen, wenn im Winter Sonnenstrahlen durch das Fenster hereinfallen. Ich werde dich vor mir in den vom Licht angestrahlten Staubpartikeln sehen, die tanzend zur Decke schweben. In allen weißen Dingen werde ich dich sehen und für dich weiteratmen"* (Kang 2020, 150).

2.4 Der versäumte Abschied: Plötzlicher Tod durch Suizid

BEISPIEL

Hilflose Freunde

Ein junges Studentenpaar. Er studiert Chemie und ist mit H. befreundet, der neben Chemie auch noch Biologie studiert. H.'s Begeisterung für die Wunder der Natur ist ansteckend. Doch dann der Absturz: Depressionen quälen ihn. H. begibt sich in Therapie, bricht sie wieder ab, zieht in eine andere Stadt. Einmal besucht H. das Paar, schwer depressiv. Sein Freund kann sich nicht schützen, ist überfordert und verweigert einen erneuten Besuch von H. Dann der Anruf aus H's WG: H. sei verschwunden, ob er bei dem Paar sei? Kurze Zeit später die Nachricht: H. wurde im Wald gefunden, erhängt. Noch heute, vierzig Jahre später, sprechen die beiden gelegentlich über H., seine Lebensfreude und Begabung. Was wäre aus ihm geworden, wie würde er heute leben, wenn nicht dieser möglicherweise vermeidbare, sinnlose, traurige Suizid geschehen wäre?

Der Begriff **Suizid** hat laut Duden seine Wurzeln im lateinischen und besteht aus den beiden Begriffen sui = seiner (selbst) und caedere (in Zusammensetzungen -cidere) = töten, also das Töten seiner selbst (Duden online o. J.).

Unter **Suizidalität** wird ein Lebensgefühl verstanden, das durch Verzweiflung und Resignation von einer radikalen Hoffnungslosigkeit geprägt ist. Suizidale Menschen befinden sich meist in einer subjektiv als hoffnungslos und unerträglich empfundenen Lebenssituation.

Von **Suizidgedanken** wird gesprochen, sobald die Gedanken an einen Suizid konkretere Formen in Bezug auf Zeit, Ort und Suizidmethode annehmen. Psychisch Kranke berichten, dass sie immer wieder von Suizidgedanken gequält werden, die manchmal geradezu zwanghaften Charakter annehmen können.

Als **Parasuizid** werden suizidale Handlungen bezeichnet, die zwar zu einem tödlichen Ausgang führen können, deren Ziel jedoch weniger der Tod als vielmehr ein Hilferuf ist. In der Regel werden diese Handlungen so durchgeführt, dass ein rechtzeitiges Auffinden mit großer Sicherheit noch möglich ist (Bronisch 2014).

Als **Suizidhandlung** werden alle Handlungen bezeichnet, die die Selbsttötung zum Ziel haben. Dabei werden bei Suizidversuchen die Handlungen überlebt, der durchgeführte Suizid hat einen tödlichen Ausgang.

Unter Sonderformen werden folgende Formen aufgeführt (Amboss 2021):

- **Erweiterter Suizid**: Suizid mit einhergehender Tötung Dritter ohne deren Einverständnis. Man denke an den erweiterten Suizid des Co-Piloten Andreas Lubitz, der 2015 in suizidaler Absicht eine voll besetzte Germanwings-Maschine gegen einen Felsen steuerte. Alle 150 Insassen kamen dabei ums Leben.
- **Gemeinsamer Suizid:** Gleichzeitiger Suizid mehrerer Personen in gegenseitigem Einverständnis, so zum Beispiel bei jüdischen Familien in der Zeit des Nationalsozialismus.
- **Bilanzsuizid:** Suizid einer psychisch gesunden Person infolge rationaler Abwägung von negativen Lebensumständen wie bspw. existenziellen Geldsorgen.

Auf den Bilanzsuizid, von anderen Autoren auch als rationaler oder autonomer Suizid bezeichnet, werde ich weiter unten noch näher eingehen.

Die häufigsten Ursachen eines Suizids sind Depressionen, gefolgt von Suchterkrankungen, Schizophrenien, Persönlichkeitsstörungen, bipolaren Störungen und anderen psychischen Erkrankungen. Als soziokulturelle Risikofaktoren gelten lange Arbeitslosigkeit, finanzielle Schwierigkeiten, Gewalttätigkeit in der Familie/Partnerschaft, anstehende Strafverfahren, Lebensveränderungskrisen wie Trennung vom Lebenspartner, Tod von Angehörigen oder traumatische Erfahrungen (Amboss 2021).

Im Jahr 2020 starben in Deutschland insgesamt 9.206 Menschen durch Suizid – das entspricht über 25 Suiziden pro Tag. Suizidversuche werden noch deutlich häufiger durchgeführt, und zwar mehrheitlich von Frauen. Rund 75 Prozent der vollzogenen Selbsttötungen haben Männer begangen (Statistisches Bundesamt 2020). Am häufigsten nahmen sich die 55- bis 60-Jährigen das Leben, an zweiter Stelle rangieren dann die 75- bis 80-Jährigen. Damit sterben in der Bundesrepublik mehr Menschen durch Suizid als durch Verkehrsunfälle, Drogen, Mord und HIV zusammen (Statista 2021).

Am häufigsten werden Suizide durch Erhängen, Strangulieren und Ersticken durchgeführt, gefolgt vom Sturz in die Tiefe sowie Arzneimittel- und Drogeneinnahme (Statista 2022).

Insgesamt ist die Zahl der Suizide in den vergangenen Jahren deutlich zurückgegangen: So hat sich die Summe der Suizide seit Beginn der Achtzigerjahre nahezu halbiert. Dennoch kommen Suizide deutlich häufiger vor, als es erscheinen mag.

Doch der Suizid ist bis zum heutigen Tag ein Tabuthema geblieben. Die Gründe dafür sind vermutlich vielschichtig. Eine Ursache mag darin bestehen, dass nur in Ausnahmefällen über Suizide berichtet wird, um Nachahmungen, den sogenannten Werther-Effekt, benannt nach Goethes Roman „Die Leiden des jungen Werther", zu verhindern. Doch wird es wohl kaum jemanden geben, der sich im Laufe seines Lebens nicht mit diesem Ereignis auseinandersetzen muss. Mir persönlich sind 11 Suizide bzw. Suizidversuche eingefallen, mit denen ich bisher konfrontiert wurde. Nun bin ich auch schon fortgeschrittenen Alters, und mit einigen dieser Suizide hatte ich im Rahmen meiner Berufstätigkeit als Beraterin zu tun. Trotzdem ist das eine beträchtliche Anzahl, die ich zunächst so nicht vermutet hätte.

Auch im Kontext von Pflege wird das Thema Suizid kaum bearbeitet, mit Ausnahme der psychiatrischen Pflege. Allerdings werden auch Pflegekräfte in allen anderen Berufsfeldern immer wieder mit diesem traurigen Ereignis konfrontiert. Diese trifft es dann unvorbereitet, und sie haben wenig eigene Mechanismen, damit umzugehen. Gerade während ich diesen Text schreibe, werde ich zur Supervision für einen Pflegedienst gebeten, weil sich dort eine Bewohnerin das Leben genommen hat. „Ich habe mich wie versteinert gefühlt, als ich von dem Suizid hörte", sagte mir eine Pflegekraft im Rahmen einer Supervision. Manchmal fällt es Betroffenen sehr schwer, die eigenen Gefühle anschaulich zu beschreiben. Während der Supervision kann es daher hilfreich sein, symbolhafte Bilder mitzubringen und die Menschen zu ermuntern, sich damit zu identifizieren. Diese betroffene Pflegekraft wählte das Bild eines Felsen – so habe sie sich nach dem Suizid gefühlt. Eine andere berichtete mir vor einiger Zeit, dass es ihr nicht möglich sei, das Zimmer zu betreten, in dem sich eine Bewohnerin aus dem Fenster gestürzt hatte.

Suizide lösen Betroffenheit und Schrecken aus. Wie groß mag die seelische Not gewesen sein, um gegen jeden natürlich angelegten Selbsterhaltungstrieb sich selber zu töten? Was geht in einem Menschen vor, der Hand an sich legt? Warum haben wir nichts bemerkt? Hätten wir die Tat nicht verhindern können? Warum hat der Mensch uns das angetan? Wie kann man sein Leben nur so wegwerfen und so rücksichtslos gegenüber Hinterbliebenen sein? Unzählige Fragen und Anklagen bleiben unbeantwortet. Ganz besonders betroffen sind die Personen, welche die Suizidierten finden, vor allem dann, wenn der Suizid mit brutaler Gewalt, dem sogenannten harten Suizid, durchgeführt wird. Es prägen sich schreckliche Bilder von destruktiver Kraft ein. Auch Pflegekräfte von stationären Einrichtungen werden Zeuge von Suiziden, oder sie werden von der Polizei zur Identifikation der betroffenen Patienten und Bewohner hinzugezogen. Suizide fordern zu einer ethischen Stellungnahme heraus.

Zwei Synonyme für Suizid zeigen die Bandbreite der ethischen Bewertung des Suizids auf. Der Begriff **Selbstmord** weist auf die Verwerflichkeit der Selbsttötung hin. Diese Sichtweise hat eine lange Tradition, die sowohl christliche (Augustinus) als auch philosophische (Kant) Wurzeln hat. Der Selbstmord sei „Verletzung einer Pflicht gegen sich selbst" und die „Selbstentleibung" ein Mord und nichts anderes – so Kant (1724–1804) in seiner Metaphysik der Sitten.

Für das anderen Extrem der ethischen Bewertung steht der Begriff **Freitod**. In seinem zwei Jahre vor seinem Suizid veröffentlichten Buch „Hand an sich legen. Diskurs über den Freitod", hatte Jean Amery konstatiert, dass der Hang zum Freitod keine Krankheit sei, von der man geheilt werden müsse wie von den Masern, sondern es sei ein Privileg des Humanen (Amery 1976).

Beide Extreme sind wenig hilfreich. Wer den Suizid als moralisch verwerfliche Tat verurteilt, missachtet die zugrunde liegende Not und Erkrankung der Suizidenten. Allerdingst trifft die Bezeichnung „Freitod" auch nur in den seltensten Fällen zu. Die Menschen scheiden nicht selbstbestimmt in großer Freiheit aus dem Leben, sondern der Suizid ist Ausdruck von Not und scheinbarer

Ausweglosigkeit. So bleibt es ein Gebot der Stunde, Menschen am Suizid zu hindern, und unsere Gesellschaft ist aufgefordert, die Ursachen für Suizide zu bekämpfen bzw. zu reduzieren.

Die Sonderform des **Bilanzsuizids** oder des rationalen Suizids muss differenzierter betrachtet werden. Müssen wir nicht Menschen, die unstillbare Schmerzen leiden, eine todbringende Erkrankung haben oder anderem quälenden Leid entgegensehen, zubilligen oder sie sogar darin unterstützen, ihrem Leben ein Ende zu setzen, damit es ein Ende in Würde ist? Schon der Stoiker Seneca sagt: „Wenn ich aber weiß, dass ich leiden muss ohne Besserung, dann will ich aus dem Leben scheiden, nicht aus Furcht vor den Schmerzen, sondern weil sie mir alles nehmen, was mir das Leben lebenswert macht" (Nuland 1994, 18). Der Theologe Steffensky berichtete von einem alten gläubigen Bauern, der sterben wollte und darum schon wochenlang nichts gegessen und auch fast nichts getrunken hatte. Seine Tochter hatte seinen Entschluss gebilligt und ihn liebevoll betreut. Einige Tage nach dem Besuch des Theologen ist dieser Bauer gestorben. „Er hat Gott geholfen, ihn sterben zu lassen. Ich habe mein Brot gegessen, hat er gesagt, und jetzt ist es genug" (Steffensky 2019, 163).

Menschen wollen in Würde sterben, sie wollen nicht elend dahinsiechen. Manche wählen deshalb den Weg des Suizids. Sie erlauben sich einen Weg der Erlösung und Befreiung von ihren unerträglichen Schicksalen. Schweigen, Respekt und Mitgefühl sind die angemessenen Antworten auf solche Entscheidungen.

2.5 Der erschwerte Abschied im Kontext von Therapie und Pflege

Der gebilligte Tod durch Therapieabbruch oder -verzicht

Die Behandlungsmöglichkeiten der Medizin zur Lebenserhaltung haben in den letzten Jahren kontinuierlich zugenommen. Vor allem im Bereich der Intensivmedizin ermöglichen medikamentöse Maßnahmen, Operationen und organersetzende Maschinen, den Tod schwer kranker und leidender Menschen hinauszuschieben. Das Quälende dieses verlängerten Sterbens wurde bereits erörtert. Von daher herrscht weitgehende Einigkeit darüber, dass am Lebensende nicht alles, was die Medizin kann, auch tatsächlich durchgeführt werden sollte.

Entscheidungsbefugt über seine Therapie ist grundsätzlich der betroffene Patient. Oftmals ist er allerdings nicht mehr – oder noch nicht – in der Lage, diese Entscheidung zu treffen. Zum Schutz des Eigenwillens der Patienten hat der Gesetzesgeber für diesen Fall das Instrument der Patientenverfügung vorgesehen.

DEFINITION

„Mit einer schriftlichen Patientenverfügung können Patientinnen und Patienten für den Fall ihrer Entscheidungsunfähigkeit in medizinischen Angelegenheiten vorsorglich festlegen, dass in einer bestimmten Situation bestimmte medizinische Maßnahmen durchzuführen oder zu unterlassen sind. Damit wird sichergestellt, dass der Patientenwille umgesetzt wird, auch wenn er in der aktuellen Situation nicht mehr geäußert werden kann." (Bundesgesundheitsministerium o.J.)

Die Verbindlichkeit von Patientenverfügungen ist festgelegt im Bürgerlichen Gesetzbuch (BGB Art. §1901a, Abs. 1, Satz 1). Sie muss vom betroffenen Menschen im Zustand der Urteilsfähigkeit verfasst worden sein, ohne äußeren Druck von Drittpersonen. Nach Aussage von Kornelia Götze, Ärztin für Palliativmedizin, ist der überwiegende Teil der Patientenverfügungen jedoch nicht wirksam, da sie nicht valide (gesichert), nicht aussagekräftig, nicht auffindbar oder nicht vorhanden sind (Götze 2016).

Somit sind nach wie vor Angehörige, behandelnde Ärzte und Pflegefachkräfte mit der Situation konfrontiert, eine Entscheidung über weitere Therapien bzw. Therapieverzicht oder Therapieabbruch zu fällen. Eine Entscheidung, bei der sich die Verantwortlichen oftmals in einem ethischen Dilemma befinden, da sich zwei zu berücksichtigende Werte (z.B. Berücksichtigung des schriftlich niedergelegten Patientenwillens versus seiner zu erwartenden Lebensqualität) möglicherweise gegenseitig ausschließen. So ist es denkbar, dass laut Patientenverfügung eine Therapie unter allen Umständen fortgeführt werden soll, obwohl sie nach fachlichem Ermessen in dieser konkreten Situation nur die Lebensqualität des Patienten weiter verschlechtern würde. Oder es soll der mutmaßliche Patientenwunsch nach einem Therapieabbruch berücksichtigt werden, obwohl seine Lebensqualität durch die Therapie verbessert werden könnte. Derartige Abwägungen können mit einer Entscheidung für den Tod des Patienten verbunden sein. Erschwerend kommt hinzu, dass sichere Prognosen über die weitere Krankheitsentwicklung oder über eine bestehende Chance, wieder zu genesen oder zumindest noch einige Zeit mit guter Lebensqualität leben zu können, sehr schwierig oder nicht möglich sind. Diese Entscheidungen mit großer Tragweite sollten unter Einbeziehung aller ethisch relevanter Aspekte im

Rahmen ethischer Fallbesprechungen oder Konsile dargelegt und ausgehandelt werden.

Die Realität in den Krankenhäusern und Altenheime ist leider oft eine ganz andere. Da werden einsame Entscheidungen vom Chefarzt oder der diensthabenden Pflegefachkraft getroffen, Angehörige sind sich nicht einig, Ärzte und Pflegepersonal können die Entscheidung der Angehörigen oder des Patienten für einen Therapieverzicht oder -abbruch nicht mittragen, oder das therapeutische Team ist sich nicht einig. Darüber hinaus bleibt bei Notfällen oft keine Zeit, zu prüfen, ob eine Festlegung in der Patientenverfügung rechtssicher (z. B. konkret genug) ist. Die Pflegekraft muss im Zweifel den Notarzt rufen, und der Notarzt wird sich unter Zeitdruck in den meisten Fällen für die Reanimation entscheiden. Die Folge ist moralischer Stress (s. 4.3) mit weitreichenden gesundheitlichen Folgen (Monteverde 2020). Dieser entsteht aus einem Gefühl der Ohnmacht und des Versagens, weil etwa ethische Standards verletzt wurden.

So wurde ich einmal zu einer Supervision eines Pflegeteams gebeten, weil dieses große Probleme hatte, mit dem Therapieabbruch einer schon sehr lange pflegebedürftigen alten Dame umzugehen. Der Ehemann hatte mithilfe einer richterlichen Verfügung entschieden, die über eine längere Zeit bestehende Ernährung über eine perkutane endoskopische Gastrostomie (PEG) einzustellen. Aus der Perspektive der Pflegekräfte bedeutete dies, einen Menschen verhungern und verdursten zu lassen, den man ohne Weiteres hätte ernähren können.

Auch zu Beginn des Lebens kann es auf Grund der technischen Möglichkeiten der Medizin zu solchen ethisch herausfordernden Fragen des Therapieverzichts kommen. Werden Neugeborene mit gravierenden Fehlbildungen geboren, kann man diese in den meisten Fällen zunächst behandeln. Doch oft wird das sichere Sterben lediglich hinausgezögert oder schwerste Mehrfachbehinderungen sind die Folge. Dann müssen Eltern eine Entscheidung über Leben und Tod fällen. Folgendes Beispiel verdeutlicht, wie komplex und schwierig eine solche Situation ist.

BEISPIEL

„Ich musste ja sagen, du musst jetzt sterben"

An einem Donnerstagmorgen mache ich mich auf den Weg nach Schloßböckelheim, einem kleinen Ort nahe Bad Kreuznach. Wir waren Nachbarinnen gewesen, und nach einem Telefonanruf, in dem ich mein Anliegen mitgeteilt hatte, hatten wir uns zu diesem Treffen verabredet. Ich wollte B. über den Therapieverzicht für ihre neugeborene Tochter interviewen, über das Sterben und die Trauer. Kein einfaches Gespräch. Uns beiden fällt der Einstieg schwer.

Im September wäre Meike 18 Jahre alt geworden. B. zeigt mir ein Foto, ein süßes kleines Neugeborenes mit einem kräftigen schwarzen Haarschopf. Man sieht ihr die Schwere ihrer Erkrankung nicht an.

I: Wann hast du erfahren, dass Meike nicht gesund ist?
B: Es war eine ganz normale Schwangerschaft und eine traumhafte Geburt. Erst im Laufe ihres ersten Lebenstages fiel mir auf, dass mit Meike etwas nicht stimmte. Sie wollte nicht mehr trinken. Als ihre Sauerstoffsättigung gemessen wurde, hielt man das Gerät für defekt. Dann wurde ich aus dem Untersuchungszimmer geschickt, Meike in die Universitätskinderklinik gebracht, und dort teilte mir der Kinderkardiologe mit, dass Meike ein hypoplastisches Linksherzsyndrom hat, also eine Unterentwicklung der gesamten linken Herzhälfte. Dadurch staut sich das Blut im linken Vorhof. Durch den nach der Geburt eintretenden Verschluss des Ductus arteriosus erhält der Körperkreislauf kaum noch Blut, und das Baby erleidet einen Kreislaufschock. Unerkannt stirbt das Kind innerhalb kurzer Zeit.
B: (stockt, die alten Erinnerungen, der alte Schmerz sind wieder da): Das war die Hölle. Der Arzt stand vor mir, selber ein Häufchen Elend. Es gibt zwei Möglichkeiten, entweder eine mehrschrittige Operation oder eine Herztransplantation. Aber durch die lange Zeit der Sauerstoffunterversorgung sind sicher alle Organe, insbesondere das Gehirn, geschädigt. Oder wir lassen Meike jetzt gehen, es wird einen natürlichen Verlauf geben. Und wenn ein Arzt so etwas vorschlägt, dann ist das das einzig richtige, was man tun kann. Ich war fast ein bisschen erleichtert.

I: Habt ihr die Entscheidung gleich gefällt?
B: Ja, wir haben sie gleich gefällt und wir waren uns auch einig. Wir sind dann mit in die Kinderklinik, haben dort ein Zimmer bekommen. Bei Meike wurden die Medikamente abgesetzt, ich habe sie auf den Arm genommen und, ja, gewartet, dass sie stirbt. Aber dann konnte ich nicht mehr. Das war die zweite Nacht, in der ich nicht geschlafen hatte. Ich bin dann nach Hause, und zwei Stunden später hat man uns angerufen und Bescheid gesagt, dass sie gestorben ist. Meine Eltern waren noch da und haben sich um die beiden anderen Kinder gekümmert.

I: Wenn so ein Neugeborenes stirbt, dann ist das als ob ein Teil von einem selber stirbt.
B: Ja, wenn jetzt ein Kind stirbt, ist das das eine, aber ich musste ja sagen, du musst jetzt sterben. Nein, wir machen nichts.

I: Das ist eine Entscheidung, die sollten Eltern nicht fällen müssen, aber die moderne Medizin macht es manchmal nötig.
B: In Deutschland ist es auch so, dass alles auf Teufel kommt raus gemacht wird. Der Arzt hat von massiven Anfeindungen berichtet, die er bekommen hat, wenn er auch nur ansatzweise eine andere Möglichkeit angedeutet hat.

I: Habt ihr irgendwann einmal Zweifel bezüglich der Entscheidung bekommen?
B: Nein, so wie die Ärzte es dargestellt haben, wären die Behinderungen so massiv gewesen, alle Organe waren so geschädigt, alles.

I: Ihr habt dann zu Hause so eine Erinnerungsecke aufgebaut, mit schönen Dingen von Meike, ein Foto, Bekleidungsstücke.
B: (muss jetzt weinen, berichtet stockend weiter): Ich war dem Pfarrer so dankbar, der ist dann auch gekommen und hat Meike beerdigt. Wir hatten die Kerze immer an, und ich bin jeden Tag zum Friedhof.

I: Was hat dir geholfen?
B: (ohne Zögern): Reden. Es gab wohl keinen, der sich die Story nicht anhören musste. Jedes Mal, wenn es jemand neu gehört hat, war ich todtraurig, aber ich musste es loswerden und dann war es auch gut. Richtig gut wurde es erst, als dann Paul da war.
(Paul ist der jüngere Bruder von Meike. Er wurde ungefähr ein Jahr nach Meikes Tod geboren)

I: Taucht Meike jetzt noch auf in deinem Leben?
B: Ja, wenn Kolleginnen schwanger sind, oder an Meikes Geburtstag. Dann ist die Trauer noch mal da. Aber sonst habe ich Frieden. Ich genieße so, dass ich jetzt den Paul habe. So ein liebenswerter, weltoffener Mensch. Den hätte es ja sonst nicht gegeben.

I: Ich danke dir nochmal ganz herzlich für dieses Gespräch.

Auf den kinderkardiologischen Intensivstationen werden u. a. solche Neugeborenen z. B. mit hypoplastischem Linksherzsyndrom behandelt. Auf diesen Stationen wird nicht mehr einfach so gestorben. Dort müssen Ärzte die Geräte abschalten, das zerrt an den Nerven. Häufen sich solche Entscheidungssituationen, und ist sich das Team nicht einig, erhöht das die ohnehin enorme Belastung. Deshalb gibt es Stationen, die einen Boxsack aufgehängt haben. Der leistet immer wieder gute Dienste. Denn in solchen Überforderungssituationen fliegen auch schon mal Stühle. Und es sind nicht nur die behandelnden Ärzte, die gelegentlich dem Druck nicht mehr standhalten können. Viel häufiger werden Eltern, und hier insbesondere die Väter, übergriffig, weil ihre Nerven blank liegen. Sie halten die Ungewissheit über das Schicksal ihres Kindes nicht mehr aus.

Der „verzögerte Tod“ bei Organspende

Bei einer Organspende werden menschliche Organe für eine Transplantation vom Organspender zur Verfügung gestellt. Die gesetzliche Grundlage der Transplantation ist im Transplantationsgesetz vom 1. Dezember 1997 geregelt. Die Entnahme von lebensnotwendigen Organen wie Herz, Lunge, Leber, Bauchspeicheldrüse und Dünndarm kann nur nach dem Tod des Spenders vorgenommen werden. Neben der Einwilligung des Spenders oder ggf. seiner Angehörigen ist die eindeutige Feststellung des Hirntods die Voraussetzung dafür.

„Der Hirntod wird definiert als Zustand der irreversibel erloschenen Gesamtfunktion des Großhirns, des Kleinhirns und des Hirnstamms. Dabei wird durch kontrollierte Beatmung die Herz- und Kreislauffunktion noch künstlich aufrechterhalten“ (Bundesärztekammer 1998). Die Bundesärztekammer ist dazu verpflichtet, „den Stand der Erkenntnisse der medizinischen Wissenschaft in Richtlinien für die Regeln zur Feststellung des Todes [...] und die Verfahrensregeln zur Feststellung des endgültigen nicht behebbaren Ausfalls der Gesamtfunktion des Großhirns, des Kleinhirns und des Hirnstamms“ (Bundesärztekammer 1998) festzustellen. Die Feststellung des Hirntods ist ein genau festgelegtes komplexes Verfahren. Zwei Ärzte müssen unabhängig voneinander den endgültigen, nicht behebbaren Ausfall des Gehirns feststellen, bevor eine Organspende durchgeführt werden darf. Die Deutsche Stiftung Organtransplantation (DSO) ist mit der Organisation des Transplantationsverfahrens beauftragt, und für die Vermittlung der Organspenden ist die Stiftung Eurotransplant (ET) zuständig.

Der Mangel an Spenderorganen, ethische Auseinandersetzungen im Kontext der Transplantation und missbräuchlicher Umgang mit Spenderorganen haben immer wieder zu politischen Debatten geführt. Am 16. Januar 2020 votierte im Rahmen einer erneuten Gesetzesreform das deutsche Parlament mehrheitlich gegen eine Widerspruchslösung und für die erweiterte Zustimmungslösung. Das bedeutet, dass Organe nur auf Grundlage einer schriftlich vorliegenden Zustimmung des Spenders oder der nachträglich gegebenen Zustimmung durch die Angehörigen entnommen werden können.

Im Folgenden werden Organtransplantationen aus der Perspektive der Angehörigen von Spendern betrachtet, d.h. es geht um eine besondere Form des Abschiedsnehmens von Menschen, die nach ihrem Tod ihre Organe für andere Menschen zur Verfügung stellen. Und es wird um die Pflegefachkräfte gehen, die bis zur Organentnahme diese Spender pflegen und behandeln.

Mehrheitlich handelt es sich dabei um eher junge Menschen, die aufgrund eines plötzlichen Tods als Spenderinnen in Frage kommen. Konfrontiert mit dem plötzlichen Tod eines Angehörigen, muss, sofern keine entsprechende schriftliche Willenserklärung hinsichtlich Organspende vorliegt, nun noch eine Entscheidung getroffen werden, ob die verstorbene Person als Organspender in Frage kommt.

Entscheiden sich die Angehörigen für eine Organspende, muss der Spender nach Eintreten des Hirntods bis zur Operation weiter beatmet werden. „Gegen das eigene Empfinden glauben" beschreibt treffend die Situation der Angehörigen. Obwohl sie wissen, dass der Spender tot ist, erscheint er lebendig. Er wird beatmet, gewaschen, umgelagert, ernährt und bekommt eine Reihe von Medikamenten. Intuitiv wird am Bett die Stimme gedämpft, geflüstert. Jean- Pierre Wils, Ordinarius für theologische Ethik, bezeichnet es als „die Verwirrung der Wahrnehmung, die als Folge der Gleichzeitigkeit zweier Interpretationen entsteht, der wissenschaftlich-informierten und der lebensweltlich-involvierten." (Wils 2007, 109–110). Es ist zu tiefst verstörend, einen Menschen zu sehen, bei dem auf die Explantation seiner Organe gewartet wird, es lässt sich kein Unterschied zwischen ihm und einem tief komatösen, beatmeten Menschen feststellen. „Sie ist doch noch gar nicht gestorben", sagen Angehörige am Bett einer Spenderin. Sie sehen sich hier mit einer nicht aufzulösenden Paradoxie konfrontiert.

Schon die Überschrift dieses Abschnitts **„Der verzögerte Tod bei Organspende"** verweist auf diese Paradoxie. Denn medizinisch-wissenschaftlich betrachtet handelt es sich nicht um eine Verzögerung des Todes. Der Tod bildet schließlich die Voraussetzung für die Organentnahme, und der Spender gilt nach Erlöschen aller Gehirnfunktionen als tot. Doch die lebensweltlich-involvierte Perspektive der Angehörigen ist eine andere. Sie können den Tod des Angehörigen noch nicht glauben. Es ist eine erhebliche Lernbereitschaft oder Disziplin der Sinne erforderlich, diesen Menschen als Toten zu sehen, sich zu verabschieden und ihn zu betrauern. Alle Gefühle, alle Sinneseindrücke und auch alles Wünschen und Sehnen sprechen dagegen.

Nach der Explantation bemühen sich die Operateure, den Leichnam wieder so herzurichten, dass möglichst wenig von der vorgenommenen Organentnahme zu bemerken ist. Doch gelingt das nicht vollständig. Schnitte und der eingefallene Leib entstellen den Verstorbenen und lassen möglicherweise Zweifel an der Richtigkeit der Entscheidung aufflammen. Trost spenden kann dann das Wissen, dass der Tod des geliebten Menschen einem anderen Menschen zu einem neuen Leben verhilft bzw. dessen Tod verhindert.

Pflegende auf Intensivstationen erleben die Paradoxie ihrer Wahrnehmung ähnlich. Zwar haben sie nicht die gleiche emotionale Verbundenheit wie die Angehörigen, doch auch für sie ist der Hirntod schwer fassbar. Sie sind mit einer aufwendigen intensiven Pflege der Organspender betraut. Die Funktionsfähigkeit der Organe muss durch zahlreiche Maßnahmen aufrechterhalten werden. Flüssigkeits- und Elektrolytersatz und kreislaufstabilisierende Medikamente müssen differenziert verabreicht, Temperaturabfälle vermieden werden. Eine ausreichende Sauerstoffsättigung muss durch maschinelle Beatmung gewährleistet sein. In dem Buch „Ich pflege Tote“ von Striebel und Link beschreiben Pflegefachkräfte ihre persönlichen Gefühle, Sorgen und Bedenken im Kontext der Pflege von Hirntoten.

„In der Zwischenzeit mache ich die Patientin 'besuchsfertig' — oberflächliche Kopfwäsche, Kopfkissen richten, zudecken. Beim Absaugen ertappe ich mich dabei, wie ich mit der ja sicher Toten rede, und ich ärgere mich etwas. Denn wenn mir das passiert, wenn Angehörige im Zimmer sind, werden sie mich vielleicht fragen, wieso ich mit ihr rede, ob sie denn noch etwas verstehen könne. Und diese Gespräche sind für mich nicht sehr angenehm. Obwohl mit der zerebralen Angiographie (röntgenologische Darstellung der Blutgefäße, die das Gehirn versorgen) der Tod als hundertprozentig sicher festgestellt worden ist und ich den Befunden auch vertraue, suche ich bei jeder Handlung nach kleinsten Lebenszeichen“ (Striebel/Link 1991, 36–37.).

Zudem berichten Pflegefachkräfte immer wieder von Schuldgefühlen, da sie auf Grund der aufwendigen Pflege des Organspenders und der bestehenden Personalknappheit weniger Zeit für die anderen „lebenden“ intensivpflichtigen Patienten haben. Voraussetzung für diese emotional belastende Pflegearbeit ist emotionale Stabilität und rationale Klarheit, um gut mit den eigenen verwirrenden Gefühlen umgehen und gleichzeitig den verwirrten trauernden Angehörigen durch unterstützende Gespräche Beistand leisten zu können.

Palliative Sedierung

Die palliative Sedierung, die Herbeiführung einer Bewusstlosigkeit, ist eine Maßnahme der **indirekten Sterbehilfe**, während der im vorherigen Abschnitt behandelte Therapieabbruch zur **passiven Sterbehilfe** gehört. Entscheidend für die ethische Bewertung der Sterbehilfe ist deren Zielsetzung.

DEFINITION

Passive Sterbehilfe ist die Unterlassung oder der Abbruch lebensverlängernder Maßnahmen. **Indirekte Sterbehilfe** umfasst primär leidenslindernde Maßnahmen unter Inkaufnahme des Todes (Siefarth 2015).

Bei der passiven und indirekten Sterbehilfe wird im Rahmen einer Therapiezieländerung die Beschleunigung des Sterbeprozesses zugelassen, um das Leiden zu lindern und/oder zu verkürzen. Die Zulässigkeit der passiven und der indirekten Sterbehilfe ist rechtlich und standesethisch weitestgehend unbestritten, sie umfasst den bereits erörterten Therapieverzicht und Therapieabbruch, intensiviertes Symptommanagement (z. B. bei Atemnot und Schmerzen), die palliative Sedierung und die Unterstützung bei Verzicht auf Nahrung und Flüssigkeit.

Die **aktive Sterbehilfe** hat das Herbeiführen des Todes zum Ziel, sie ist standesrechtlich umstritten. Hier sind zwei Formen zu unterscheiden: Beim assistierten Suizid (auch „Beihilfe zum Suizid“ genannt) wird dem Patienten auf Verlangen etwa ein todbringendes Medikament zur Verfügung gestellt, das er dann selbstständig einnehmen kann. Diese Form ist rechtlich erlaubt. Bei der *Verabreichung* eines todbringenden Mittels auf Verlangen handelt es sich dagegen um eine gezielte Tötungshandlung, was in Deutschland verboten ist (Siefarth 2015).

Wenn sich unheilbar Kranke wünschen, im Sterbeprozess nicht mehr leiden zu müssen, wenn die Angst vor dem Sterben unerträglich wird, wenn eine unbehandelbare Luftnot den Menschen leiden lässt „wie ein Tier“, dann ist eine palliative Sedierung möglich. Diese ethisch anspruchsvolle Intervention braucht klare Richtlinien und Standards, um nicht das Vertrauen in die Palliativmedizin zu gefährden. Die Gefahr ist groß, dass mit der entlastenden Möglichkeit der palliativen Sedierung eine aktive Sterbehilfe „durch die Hintertür“ betrieben wird. Deshalb hat 2014 die European Association for Palliative Care (EAPC) ihre 2005 veröffentlichte Definition überarbeitet und ganz bewusst um einen ethischen Aspekt erweitert. Sie definiert palliative Sedierung folgendermaßen:

> *„Die therapeutische (oder palliative) Sedierung wird im palliativmedizinischen Kontext verstanden als der überwachte Einsatz von Medikamenten mit dem Ziel einer verminderten oder aufgehobenen Bewusstseinslage (Bewusstlosigkeit), um die Symptomlast in anderweitig therapierefraktären Situationen in einer für Patienten, Angehörigen und Mitarbeitern ethisch akzeptablen Weise zu reduzieren" (Klinkhammer 2014).*

Schon 2005 definiert die EAPC:

> *„Refraktäre Symptome sind solche, bei denen alle Behandlungsmöglichkeiten unter Einsatz kompetenter interdisziplinärer Palliativmedizin versagt haben oder bei denen gezielte palliative Maßnahmen nicht innerhalb eines annehmbaren Zeitrahmens zum Einsatz kommen können bzw. die unter Berücksichtigung der Lebenssituation und des Erkrankungszustandes nur unter unzumutbaren Belastungen behandelt werden können" (Müller-Busch et al. 2006, 2734).*

Neben der therapierefraktären Situation besteht als weiteres Kriterium für eine palliative Sedierung das unerträgliche Leiden. Darunter wird nach den Leitlinien der EAPC Folgendes verstanden:

> *„Unerträgliches Leiden ist die individuell und subjektiv empfundene Intensität von Symptomen oder Situationen, deren andauerndes Empfinden bzw. Erleben so belastend ist, dass sie von einem Patienten nicht akzeptiert werden kann" (Müller-Busch et al. 2006, 2734).*

Außerdem hat die EAPC in ihren Empfehlungen die Indikationen, den Entscheidungsprozess, Formen der Sedierung, die Medikation und weitere Aspekte formuliert. Bei der palliativen Sedierung sind vier Formen möglich:

- **Leichte Sedierung**: Der Patient kann noch verbal kommunizieren.
- **Tiefe Sedierung**: Der Patient verliert die Möglichkeit, sich verbal mitzuteilen.
- **Intermittierende Sedierung**: Man lässt den Patienten nach einer festgelegten Zeit immer wieder „aufwachen", um mit ihm die Situation neu zu evaluieren.
- **Kontinuierliche Sedierung**: Der Patient wird durchgehend bis zum Tod sediert, z.B. in den letzten Lebensstunden oder -tagen.

Es empfiehlt sich, zunächst die möglichst mildeste Form zu wählen.

Die Entscheidung zur palliativen Sedierung muss systematisch alle Beteiligten des Behandlungsteams im Rahmen einer ethischen Fallkonferenz miteinbeziehen und in informierter Zustimmung des Betroffenen und seiner Angehörigen erfolgen. Denn wer beurteilt, was unerträgliches Leid ist? Was tun, wenn der Patient oder die Angehörigen die Situation unerträglich finden, das medizinische Team das aber nicht nachvollziehen kann? Oder die Patienten wünschen sich eine palliative Sedierung, doch die Angehörigen können diese Entscheidung nicht mittragen. Es sind immer anspruchsvolle Einzelfallentscheidungen erforderlich, die grundsätzlich im Konsens aller Beteiligten getroffen werden müssen.

Bei aller Sorgfalt der Vorgehensweise bleibt es ein erschwerter Abschied für alle Beteiligten, wenn Menschen in einer palliativen Sedierung versterben. Der Leidensdruck war für den Betroffenen zu groß, die medizinischen Möglichkeiten sind an ihre Grenzen gekommen, das Leben wurde verkürzt, der Abschied vorzeitig vorgenommen. Das macht alle betroffen. Doch schon Johann Christoph Reil, ein Arzt des 18. Jahrhunderts meinte, „die Heilkunde habe dann erst ihre Vollkommenheit erreicht, wenn sie neben der Kunst, den Tod zurückzuhalten, sich auch darauf verstehe, den unvermeidlichen Tod so sanft als möglich zu machen“ (Wils 2007, 239). In diesem Sinn ist die palliative Sedierung eine Möglichkeit, den Tod sanfter zu machen.

Exkurs: Verantwortungsübernahme und schützende Abgrenzung

Menschen, deren Berufstätigkeit aus der Sorge für andere Menschen besteht, fühlen sich in besonderem Maße für diese verantwortlich. Das Wesen dieser Verantwortung beschreibt der dänische Moralphilosoph Lögstrup folgendermaßen:

„Der Einzelne hat niemals mit einem anderen Menschen zu tun, ohne dass er etwas von dessen Leben in seiner Hand hält. Es mag wenig sein: eine vorübergehende Stimmung, eine Heiterkeit, die man erstickt oder erweckt, ein Leiden, das vertieft oder gelindert wird. Aber es kann auch unendlich viel sein, sodass der Einzelne es in der Hand hat, ob das Leben des anderen gelingt oder nicht“ (Husebø/Klaschnik 2009, 50).

Grundsätzlich gilt diese Verantwortung von Mensch zu Mensch, eine Urverantwortung, die jeder Mensch selbst erfahren hat. Etwas, das uns begegnet, hat einen Anspruch auf Existenz in sich und erzeugt in uns den Willen, es darin zu unterstützen – das ist das Gefühl der Verantwortung. „Die moralische Verantwortung hat nämlich ihren Urgrund in der geteilten Erfahrung, dass Menschen verletzbare und am Ende zutiefst und eben endgültig verletzte Wesen sind (Wils 2007, 115). Als Archetyp für die Verantwortung kann die Fürsorge für das neugeborene Kind gelten, dessen bloßes Atmen die Eltern verpflichtet, es zu umsorgen. Verantwortlich ist man ohne Anspruch auf Gegenleistung, so wie Eltern moralisch für ihre Kinder verantwortlich sind. Der Philosoph Hans Jonas drückt diese universelle Verantwortung eines jeden Menschen so aus: „Handle so, dass die Wirkungen deiner Handlung verträglich sind mit der Permanenz echten menschlichen Lebens auf Erden“ (Jonas 2004, 36).

Neben der natürlichen Verantwortung gibt es eine nach Inhalt und Zeit begrenzte vertragliche Verantwortung, die man wie ein Amt annehmen und wieder ablegen kann. In diesem Sinn sind Pflegekräfte und andere Betreuer im Rahmen ihrer Berufsausübung verantwortlich für die zu pflegenden Patienten.

Das Verb „verantworten“ stammt von mittelhochdeutsch „verantwürten“ ab = „sich als Angeklagter zu verteidigen“, „beantworten, rechtfertigen, vertreten“ (Enzyklopädie der Wertvorstellungen o.J.). Ver-antworten bedeutet Antwort geben zu können auf eine Anfrage im Sinne eines Anspruchs oder auch eine Rechtfertigung auf einen Vorwurf. Verantwortung besteht demnach aus drei Komponenten (Giese 2020): (1) **Verantwortungssubjekt** (Wer ist verantwortlich?): Das kann eine einzelne Person sein, eine Gruppe oder die gesamte Gesellschaft. Voraussetzung für eine Verantwortungsübernahme ist Handlungsfreiheit, das heißt, verantwortlich kann nur sein, wer auch alternative Handlungen vornehmen könnte. (2) **Verantwortungsobjekt oder -bereich** (Wofür bin ich verantwortlich?): Verantwortungsobjekt kann die eigene oder eine andere Person oder auch die Umwelt sein. Die Ausübung der Verantwortung besteht in der Sorge für das Verantwortungsobjekt. (3) **Verantwortungsinstanz oder-autorität** (Wem bin ich verantwortlich?): Verantwortung kann gegenüber dem eigenen Gewissen, den staatlichen Gesetzen oder Gott empfunden werden. Die Beziehung zwischen dem Verantwortungssubjekt und der Verantwortungsinstanz besteht in der Rechtfertigung, und Grundlage dieser Rechtfertigung sind bestehende Normen.

Nach Bernd Schmid, Wirtschaftswissenschaftler und Gründer des Instituts für systemische Beratung, bestehen drei Störungen in Bezug auf Verantwortung (Schmid/Caspari 1997):

Verantwortungsisolation: Dabei fühlt man sich für einen Bereich zuständig, ohne die Auswirkung des eigenen Handelns auf den gesamten Kontext zu berücksichtigen. So könnte eine Pflegefachkraft eine korrekte Grundpflege bei einem Sterbenden durchführen, dabei die Wirkungen ihrer Handlung auf die anwesenden Angehörigen jedoch nicht berücksichtigen.

Verantwortungskonfusion: Hier fühlt man sich für die Interessen anderer Menschen verantwortlich, während man eigene Bedürfnisse vernachlässigt. Dieses Problem tritt häufig im Zusammenhang mit schwierigen Abschieden auf. Pflegekräfte fühlen sich verantwortlich für das Leid der Sterbenden oder Angehörigen und vernachlässigen dabei ihre eigenen seelischen Grundbedürfnisse.

Verantwortungserosion: Die Verantwortlichkeiten innerhalb einer Organisation sind nicht geklärt. Das ist zum Beispiel dann der Fall, wenn ethisch bedeutsame Entscheidungen nicht fundiert bearbeitet und entschieden werden, sondern einem Einzelnen oder gar dem Zufall überlassen werden.

BEISPIEL

Folgen eines inadäquaten Umgangs mit Verantwortung

Im Rahmen einer supervidierten Praxisanleitung auf einer Intensivstation begegne ich einer älteren Intensivpatientin, deren Liste an schwerwiegenden Diagnosen lang ist. Für mich gänzlich unvorbereitet wird bei der Pflege ihr bestehender Platzbauch, der vom Sternum bis zur Symphyse reicht, sichtbar. Nur organersetzende Maschinen erhalten das Leben dieser Frau. Die verschiedensten Experten sorgen sich jeweils um ein Organsystem. Es gibt keinen Angehörigen und keinen Therapeuten, der als Fürsprecher für sie eintritt. Ich bin so erschüttert von diesem einsamen Leid, dass ich nur mit Mühe die Supervision zu Ende bringen kann.

In diesem Fallbeispiel begegnet uns die oben beschriebene dreifache Verantwortungsstörung. Die Verantwortungsisolation führte dazu, dass die Ärzte sehr wohl die Verantwortung für das jeweilige Organsystem übernommen hatten, nicht aber berücksichtigten, welche Auswirkungen ihr Handeln auf die Patientin hatte. Als Verantwortungserosion möchte ich den Tatbestand bezeichnen, dass niemand eine ethische Fallbesprechung initiiert hatte. Die Folge dieser Verantwortungsisolation und -erosion war ein langes sinnloses Leiden. Meine eigene Erschütterung war das Ergebnis einer Verantwortungskonfusion. Ich fühlte mich für das Leiden der Frau verantwortlich und hatte damit eine Bürde übernommen, die ich nicht tragen konnte und die mir auch nicht zustand. Erst nachdem ich dies erkannt hatte und mich entsprechend abgrenzen konnte, war mein seelisches Gleichgewicht wiederhergestellt.

3 Der verhinderte Abschied: Sterben in der Pandemie

3.1 Eine Pandemie erschüttert unser Weltbild

Die folgenden Ausführungen geben den Eindruck des ersten und zweiten Lockdowns zur Eindämmung der Corona-Pandemie wieder. Sie beschreiben die Situation zwischen Ausbruch und dritter Infektionswelle im Frühjahr 2021. Schon bei Drucklegung dieses Buchs wird vieles bereits Vergangenheit sein, denn selten waren einschneidende Ereignisse von solcher Kurzlebigkeit wie die Entwicklungen im Rahmen der Corona-Pandemie.

Am 27.Januar 2020 erreicht das Corona-Virus SARS-CoV-2 Deutschland, ein Virus, das erstmalig im Dezember 2019 in Wuhan, China, beim Menschen nachgewiesen wurde. Dieses Virus kann beim Menschen Krankheiten verursachen, die von leichteren Erkältungskrankheiten bis hin zur schweren, alle Organe betreffende Erkrankung reichen. Diese Erkrankung wird Coronavirus Disease 2019 (COVID-19) genannt.

Das Virus SARS-CoV-2 hat sich in kurzer Zeit sehr effizient, insbesondere durch Tröpfcheninfektion, aber auch durch Aerosolinfektion, von Mensch zu Mensch ausgebreitet. Aufgrund der weltweiten Verbreitung hat die WHO am 11. März 2020 das Infektionsgeschehen als „pandemisch" charakterisiert. Kaum eine andere Krise seit dem 2. Weltkrieg hat den Alltag aller Europäer so nachhaltig beeinflusst wie diese Pandemie.

Mit dem Ende des 2. Weltkriegs, 1945, hat die europäische Gesellschaft einen permanenten Aufstieg erfahren. Zunehmender Reichtum, stetig steigende Lebenserwartung, Sicherheiten in allen Lebensbereichen und wachsende Bildungschancen bestimmten seither das Leben aller westlichen Nachkriegsgenerationen, selbst wenn es im Einzelfall anders empfunden bzw. erlebt wurde. Eine weitreichende Globalisierung verschaffte uns Zugang zu allen erdenklichen Produkten und Informationen. Wir fühlten uns sicher.

Die Pandemie hat dieses Sicherheitsgefühl wie mit einem Federstrich ausgelöscht. Innerhalb weniger Tage passiert mehr als sonst in einem ganzen Jahr. Die Welt, ein einziger Stillstand, ausgelöst von einem Virus. Abgesperrte Spielplätze und kondensstreifenfreie Himmel. Neben einer gesundheitlichen Bedrohung, die insbesondere für Ältere und für Menschen mit Vorerkrankungen besteht, müssen wir uns auf Einschränkungen unserer Freiheitsrechte einstellen. Ständig verändern sich Verhaltensregeln. Die Schutzmaßnahmen bedeuten für viele Menschen eine finanzielle Bedrohung. Ihre berufliche Existenzgrundlage ist entzogen. Entgegen unserer Annahme, Politik sei machtlos gegenüber der Wirtschaft, erleben wir, wie politische Maßnahmen die Volkswirtschaft spürbar herunterfahren können. Die Exekutive erweist sich als mächtig und einflussreich. Ausnahmslos für jeden spürbar hat die Pandemie weitreichenden Einfluss auf das persönliche Leben.

Menschliche Nähe als Bedrohung

Zum Wesensmerkmal des Menschseins gehört seine Angewiesenheit auf andere. Der Schweizer Anthropologe Adolf Portmann prägte den Begriff der physiologischen Frühgeburt. Dieser besagt, dass der Mensch, im Vergleich zu Tieren, viel zu früh geboren wird und auf Totalversorgung angewiesen ist. Wesentliche Merkmale des Menschseins werden erst im Kontakt mit anderen Menschen entwickelt. Unser Selbstbild, unsere Eigenidentifikation, ist nach Wils „das Ergebnis [...]einer Spiegelung unseres Selbst in den Augen des anderen“ (Wils 2007, 115). Erst durch den anderen werden wir zu dem, was wir sind. Dieses Angewiesensein auf andere endet nicht mit der Kindheit. Als soziale Wesen sind wir Zeit unseres Lebens abhängig von sozialer Einbindung und dem sozialen Austausch. In Anerkennungsverhältnissen finden wir Bestätigung für das grundlegende Bedürfnis, uns selbst als achtenswert anzusehen.

Die Corona-Pandemie macht nun aus den anderen Menschen eine Bedrohung. Jeder könnte das Virus in sich tragen und ist somit eine Gefahrenquelle. Der „eigentliche Feind“ ist unsichtbar, wird jedoch vom Menschen übertragen. Schutz besteht in sozialer Distanz, Abstand halten, am besten gar niemanden begegnen, Körperkontakt vermeiden, Masken tragen. Die Corona-Pandemie ist nicht nur eine den Körper betreffende Erkrankung, sie ist auch eine soziale Krankheit.

Ein Tagebucheintrag von mir vom 21.03.2020 verdeutlicht das Gefühl der Bedrohung:

BEISPIEL

Wenn Nähe fehlt

„Am Samstag, den 21. gehe ich auf den Wochenmarkt im Südviertel. Das ist für uns beide Tradition. Dort treffen wir auch meist irgendjemand, man bleibt für einen kleinen Schwatz stehen. An diesem Samstag gehe ich alleine. Alle halten Abstand, es sind deutlich weniger Menschen auf dem Markt, und eine merkwürdige angespannte Stimmung herrscht.

> Jeder andere könnte mich ja anstecken. Ich komme sehr deprimiert nach Hause. [...] Noch bedrückender war dann der Einkauf im Supermarkt am Dienstag. Vor dem Laden gab es Ordnungspersonal, die achteten darauf, dass man einen Einkaufswagen benutzt, um darüber sicherzustellen, dass nur eine bestimmte zugelassene Anzahl an Kunden im Laden war. Dort haben wir alle riesige Sicherheitsabstände gewahrt."

Wie wirkt sich Social Distancing auf unser psychisches Wohlbefinden und auf unsere Gesellschaft aus? Das untersucht Beate Ditzen, Medizinpsychologin, mit ihrem Team aus Heidelberg. Ditzen in einem Interview: „Es fällt mir schwer, mir diese Gesellschaft vorzustellen. Sie wird es nicht leicht haben. Wir kennen alle die Geselligkeit als stimulierend, als aktivierend. Jetzt müssen wir gesellige Nähe aus Gesundheitsgründen scheuen. Das geht gegen unsere Natur" (von Thadden 2020).

In einer bereits sechs Wochen nach dem ersten Lockdown, (ab dem 20.03.2020) durchgeführten Umfrage wollte das Team wissen, wie sich Social Distancing auf das psychische Wohlbefinden in Abhängigkeit von psychischen und/oder körperlichen Vorerkrankungen auswirkt.

> *„Die Ergebnisse unserer Umfrage weisen darauf hin, dass die größte Sorge der Gesamtgruppe der Befragten war, ‚wie lange es dauern werde, bis wieder Normalität einkehrt', gefolgt von ‚... dass sich ein Familienmitglied infiziert'. [...] Gruppenvergleiche zwischen Gesunden und Personen mit körperlichen und psychischen Vorerkrankungen verweisen darauf, dass besonders psychisch Kranke sich sorgen, von anderen isoliert zu sein" (Hopf et. al. 2021, 58).*

Überforderung und Leere

Am 10. März 2020 empfiehlt der gemeinsame Krisenstab des BMI und BMG (Bundesinnenministeriums und Bundesgesundheitsministeriums) die Absage aller Großveranstaltungen mit mehr als 1.000 erwarteten Teilnehmern (Bundesgesundheitsministerium 2022), ab dem 16. März sind in den meisten Bundesländern Schulen und Kitas geschlossen, und am 22. März wird ein Verbot von Ansammlungen von mehr als zwei Menschen verhängt. Cafés, Kneipen, Restaurants, aber auch Friseure schließen (Redaktionsnetzwerk Deutschland 2021). Damit ist das öffentliche Leben zum Erliegen gekommen.

Alle Planungssicherheit ging verloren, sowohl in beruflicher als auch privater Hinsicht. Plötzlich ist der Terminkalender leer und Zeit in Überfülle gegeben.

Ganz anders ist die Situation für Familien mit Klein- und Schulkindern. Diese Kinder mussten nun zu Hause von den Eltern betreut werden, die gleichzeitig ihren Beruf im Homeoffice zu Hause ausübten. Da ist eine Überlastung quasi vorprogrammiert. Nach einer Studie der gewerkschaftsnahen Hans Böckler Stiftung empfanden im Januar 2021 40 Prozent aller Erwerbstätigen ihre Situation als „stark belastend" (Gutensohn 2021). Im gleichen Artikel berichtet eine Mutter von drei schulpflichtigen Kindern, dass sie vom ersten Tag an überfordert gewesen sei. „Plötzlich kochen, unterrichten, arbeiten, aufräumen, Tränen trocknen, alles auf einmal, und zwar den ganzen Tag lang".

Einsamkeit

Einsamkeit ist ein Gefühl, von anderen Menschen isoliert zu sein, wobei dieses subjektive Gefühl nicht zwangsläufig mit physischem Alleinsein und tatsächlicher sozialer Trennung zusammenhängen muss. Einsamkeit entsteht durch die Diskrepanz zwischen sozialen Bedürfnissen und den tatsächlichen Kontakten und deren erfahrener Qualität. Einsamkeit ist für unseren Organismus gleichbedeutend mit Schmerz. Das bedeutet Dauerstress für den Menschen. Annegret Wolf vom Psychologischen Institut in Halle sagt in einem Interview mit der Nachrichtenagentur dpa:

> *„Die Studienlage zeigt, dass soziale Isolation auf Dauer so schädlich sein kann, wie 15 Zigaretten am Tag, doppelt so schädlich wie Übergewicht, und ein erhöhtes Risiko für viele körperliche und psychische Erkrankungen wie Schlafstörungen, Alzheimer, Depression, cardiovaskuläre Erkrankungen oder Krebs besteht. Zudem ist die Sterblichkeit bei Personen mit einem sehr schwachen sozialen Netzwerk erhöht" (Süddeutsche Zeitung online 2020).*

In dem Beitrag: Einsamkeit in der Corona-Krise – „Was kein Ende hat, ist schwer auszuhalten" der Sendereihe Panorama vom ZDF am 3. April 2021 sieht die Einsamkeitsforscherin Maike Luhmann von der Ruhr-Universität Bochum das größte Problem in der Länge der Krise. „Mit einer kurzfristigen Reduktion unserer Kontakte kommen wir gut zurecht – solange wir wissen, das ist vorübergehend", sagt sie. Durch die lange Dauer und die immer wieder neu beschlossenen Lockdowns entstehe das Gefühl des Kontrollverlusts. „Seit November haben wir das Gefühl, wir haben alles probiert und es funktioniert trotzdem nicht", beschreibt sie das Gefühl (Hickmann 2021).

Vor allem für die alten Menschen ist die Isolation schwer zu ertragen. In den Altenheimen dürfen sie ihr Zimmer nicht mehr verlassen, bekommen keinen Besuch, Körperkontakt wird weitgehend vermieden, und soziale Angebote entfallen. Jeder Tag zieht sich in eine unerträgliche Länge, lediglich von den Mahlzeiten unterbrochen. „Ich habe ein langes Leben hinter mir. Ich möchte lieber an Corona sterben, als diese Einsamkeit zu ertragen. Doch wir werden ja nicht gefragt", so oder so ähnlich hat es so manche Altenheimbewohnerin formuliert.

Auch die zu Hause lebenden Senioren leiden unter dieser staatlich verordneten Kontaktsperre. Da sie besonders gefährdet sind, vermeiden viele von ihnen sämtliche Außenkontakte. Die Kontakte zu Kindern und Enkel können nur noch digital erfolgen. Diese Isolation wird für viele Seniorinnen als quälende Einsamkeit erlebt. Gerade für alte Menschen, deren Leben sich dem Ende zuneigt, ist es besonders schmerzlich, die verbleibende Zeit nicht mehr für das Zusammensein mit den Angehörigen nutzen zu können.

Je länger die Pandemie herrscht, je häufiger und länger Lockdowns verhängt werden, desto niedergeschlagener und antriebsarmer werden viele Menschen. „Ich bin so coronamüde", sagt mir eine Pflegefachkraft und spricht damit aus, was viele empfinden.

3.2 Pflegesituation unter Coronabedingungen

Grundlegende Veränderungen der Arbeitsbedingungen

Pflegekräfte gehören zweifelsfrei zu den Berufen, deren Arbeitsbedingungen durch die Pandemie im besonderen Maße beeinflusst wurden. Schon vor der Pandemie litt Deutschland unter einem erheblichen Pflegefachkräftemangel. Nach einer Erhebung des Deutsche Pflegerats, der Deutschen Krankenhausgesellschaft und der Gewerkschaft Verdi fehlten bereits 2019 mehr als 50.000 Fachkräfte in den Krankenhäusern (Ärzteblatt 2019), und der Fachkräftemangel in der Altenpflege hatte noch weiter zugenommen. „Inzwischen dauere es 183 Tage, bis Heimbetreiber eine frei gewordene Stelle neu besetzt hätten", zitiert das Ärzteblatt die Bundesagentur für Arbeit. In Österreich und der Schweiz ist die Situation ähnlich. So schreibt der Schweizer Bildungsanbieter Caerum in einem Blog:

> *„Der Fachkräftemangel ist massiv, 11'000 Stellen sind im Pflegebereich in der Schweiz nicht besetzt. Laut SBK (Schweizer Bundesverband der Pflegefachfrauen und Pflegefachmänner) fehlen 6500 diplomierte Pflegepersonen.“ (Kryeziu 2021).*

Und in einer Pressemitteilung von Caritas Österreich heißt es:

> *„Organisationen im Bereich Pflege und Betreuung weisen seit Jahren auf den eklatanten Personalmangel hin, der sich alleine im Bereich von Pflegeberufen bis zum Jahr 2030 auf zusätzliche 76.000 Personen belaufen wird“ (de Wilde 2020).*

In dieser an sich schon sehr angespannten Situation verschärft sich die Lage durch die Pandemie drastisch. Denn durch die Pandemie erhöht sich das Arbeitsaufkommen. Gleichzeitig fällt vermehrt Personal aus. Das ist auf Dauer nicht zu bewältigen.

Allerdings ist die Situation nicht einheitlich. In den Krankenhäusern werden elektive Operationen abgesagt und Aufnahmestopps verhängt, und Menschen nehmen aus Angst vor Ansteckung die Gesundheitsdienste deutlich weniger in Anspruch. Das führt in manchen Berufsfeldern zu einer spürbaren Arbeitsentlastung.

Hygieneregeln und deren Auswirkungen

Gänzlich unvorbereitet muss sich das gesamte Personal der Gesundheitsbranche auf umfassende und sich ständig ändernde Hygieneregeln einstellen. Deren Ziel ist es, die Ausbreitung von SARS-CoV-2 und im weiteren Verlauf deren Mutationen in Einrichtungen des Gesundheitswesens möglichst zu vermeiden. Es werden Krisenstäbe gebildet. In den manchmal täglich stattfindenden Sitzungen müssen die Empfehlungen des Robert Koch-Instituts bzw. anderer übergeordneter Organisationen, wie zu Beispiel der Berufsgenossenschaften oder Regierungspräsidien, auf die jeweilige Organisation angepasst und in praktikable Einzelmaßnahmen heruntergebrochen werden. Diese Bestimmungen stellen die Einrichtungen zum Teil vor gravierende organisatorische Herausforderungen.

Zu den wesentlichen Maßnahmen gehört zunächst das generelle Tragen von medizinischem mehrlagigem Mund-Nasen-Schutz (MNS). Im weiteren Verlauf der Pandemie wird das Tragen von FFP2-Masken durch sämtliches Personal mit direktem Kontakt zu Risikogruppen auch außerhalb der direkten Versorgung von COVID-19-Patienten angeordnet. Neben einer weiteren Schutzausrüstung, die aus Schutzkittel und Handschuhen besteht, müssen bei an Covid-19 Erkrankten oder bei Pflege- und Behandlungsmaßnahmen, die mit einem erhöhten Infektionsrisiko einhergehen, eine Schutzbrille oder ein Visier und Kopfbedeckung getragen werden. Das Anlegen und Wechseln dieser Schutzbekleidung bedeuten schon für sich alleine einen zeitlichen Mehraufwand, und das Tragen der Schutzkleidung bedeutet vermehrte körperliche Anstrengung durch die Wärmebildung und den erhöhten Atemwiderstand durch die FFP2-Masken.

Bei allen Einrichtungen des Gesundheitswesens handelt es sich um offene Systeme, d. h., es findet ein permanenter Austausch zwischen dem System und seiner Umwelt statt. Um einen Viruseintrag möglichst zu verhindern, wird dieser Austausch nun auf das absolut Notwendige reduziert. Arbeitsabläufe im Zusammenhang mit von außen eintretenden Menschen (z. B. Patienten, Lieferanten oder Konsildienste) müssen neu durchdacht und aufwendig reorganisiert werden.

Besuche von Angehörigen sind untersagt oder werden zu einem späteren Zeitpunkt nur in Verbindung mit arbeitsintensiven präventiven Maßnahmen (z. B. angemeldete Treffen in eigens entsprechend ausgestatteten Räumen, Durchführung von Schnelltests) in reduzierter Form gestattet. Pflegepersonal und Ärzte müssen nun durch in der Regel einmal täglich stattfindende Telefonate, insbesondere bei Schwerkranken, für einen Informationsaustausch zwischen Patienten und Angehörigen sorgen. Die hohen Erwartungen der Angehörigen wurden vom online befragten Pflegepersonal als stärkste Belastung wahrgenommen. 95 Prozent der Befragten gaben an, dass sie dies belastete, 55 Prozent davon gaben sogar eine sehr starke Belastung an (Hering et al. 2021a).

Auf der anderen Seite entfallen unterstützende Pflegehandlungen durch die Angehörigen wie das Anreichen von Essen, Hilfe bei Toilettengängen oder einfache Lagerungswechsel. Die Isolierung der Patienten und Bewohner erhöht das Arbeitsaufkommen, da es keine gemeinschaftlichen Mahlzeiten mehr gibt, Patiententransfers nur mit entsprechenden Schutzvorkehrungen durchgeführt werden und die Patienten und Heimbewohner mehr Unterstützung und Betreuung durch das Pflegepersonal benötigen. In der Summe bedeuten alle Hygienenotwendigkeiten einen zum Teil erheblichen Mehraufwand.

Die Reduzierung der sozialen Kontakte auch innerhalb einer Organisation führt dazu, dass unterstützende Maßnahmen wie Supervision, Teambesprechungen, Fortbildungen oder Coachings nicht mehr oder, wenn überhaupt, dann nur digital, angeboten werden. Das heißt, in Zeiten besonderer beruflicher Belastungen werden unterstützende Angebote, die es in der Pflege ohnehin nur wenig gab, nun noch weiter gekürzt.

Personalknappheit durch Quarantäne, Krankheitsausfälle und Berufsausstieg

Leider wurden zunächst sehr zögerlich und inkonsequent einheitliche und verbindliche Hygieneregeln für Pflegeheime verfasst. So ist es nicht gelungen, Einrichtungen weitestgehend vor dem Viruseintrag zu schützen. Insbesondere in Altenheimen gab es viele Virusausbrüche. In der ersten Pandemiewelle entwickelten sich die Seniorenheime zu sogenannten „Hotspots" des Infektionsgeschehens. Doch auch in Krankenhäusern und bei ambulanten Pflegediensten kam es immer wieder zu Ausbrüchen. Pflegepersonal musste in Quarantäne geschickt werden und stand somit nicht mehr als Arbeitskraft zur Verfügung. Gelegentlich führte dieser Personalmangel zu dramatischen Situationen.

So berichtete die oberhessische Presse in ihrer Ausgabe vom 17.12.2020 unter der Überschrift: „Keine Pfleger mehr: Hilfeschrei aus Marburger Altenheim", dass fast alle Pfleger eines Seniorenheims in Quarantäne seien. Die 42 mit SARS-CoV-2 infizierten, teils hochbetagten Bewohner seien auf sich alleine gestellt, lägen einsam und hilflos in ihren Betten, in ihren eigenen Fäkalien, über Stunden, und das seit Tagen. Nur noch zwei Pflegekräfte seien übriggeblieben (Wisker et al. 2020).

Das Institut für Medizinische Soziologie der Berliner Charité führte von November 2020 bis Ende Februar 2021 eine Online-Befragung durch. Drei Viertel des befragten Pflegepersonals bestätigte einen Covid-19-Ausbruch in ihren Einrichtungen: 74,5 Prozent des Pflegpersonals gaben an, dass es mindestens einen Covid-19-Fall (entweder unter den Bewohnerinnen oder dem Pflegepersonal) in dem Pflegeheim gab, in dem sie tätig sind (Hering et al. 2021a). In der ersten und zweiten Pandemiewelle haben sich viele Pflegekräfte mit dem Virus infiziert. Die Berufsgenossenschaft hat bis Ende 2021 rund 132.000 Verdachtsanzeigen auf eine beruflich bedingte Erkrankung an COVID-19 entgegengenommen. Davon wurden bisher rund 87.000 Fälle als Berufskrankheit anerkannt (Berufsgenossenschaft für Wohlfahrtspflege 2022).

In einer Pressemitteilung vom 11.03.2021 berichtet die DBfK-Präsidentin Christel Bienstein:

> *„Die beruflich Pflegenden fühlen sich seit Beginn der Pandemie oft alleingelassen, in ihrer Professionalität missachtet und in ihrer physischen und psychischen Integrität gefährdet. Dass dies für sehr viele Kolleginnen und Kollegen der Grund sein wird, den Beruf zu verlassen, davor warnen wir seit Beginn der Pandemie" (Deutscher Berufsverband für Pflegeberufe 2021a).*

Rund 30 Prozent der Pflegefachpersonen gaben an, dass sie regelmäßig über einen Berufsausstieg nachdenken. Allein zwischen Anfang April und Ende Juli 2020 sind die Beschäftigungszahlen in den Pflegeberufen um rund 9.000 Beschäftigte zurückgegangen. Es „müssen schleunigst Angebote und Strukturen geschaffen werden, damit die Kolleginnen und Kollegen die Belastungen der Pandemie verarbeiten können“ (Deutscher Berufsverband für Pflegeberufe 2021a). Die Pandemie hat bei bereits bestehender Personalknappheit, verbunden mit einer hohen beruflichen Arbeitsbelastung, die Arbeitsbedingungen für Pflegekräfte weiter verschlechtert und zu einer weiteren Verknappung des Fachpersonals geführt.

Angst vor Ansteckung

Während sich ein großer Teil der berufstätigen Bevölkerung durch Distanzierung und Homeoffice vor Ansteckung schützen kann, ist das für Berufstätige im Gesundheitswesen nicht möglich. Sie sind im besonderen Maß von Ansteckung bedroht. Insbesondere für Pflegekräfte ist Körperkontakt konstituierend für ihre Berufsausübung, zumindest in den überwiegende Berufsfeldern. Zwar gehört es zum Berufsbild der Pflege, mit Infektionskrankheiten umgehen zu können und sich adäquat vor Ansteckung zu schützen, doch nun bedeutet jeder Patient in allen erdenklichen Berufsfeldern eine potenzielle Ansteckungsgefahr. Wo bisher Körperkontakt ein Teil der pflegerischen Intervention darstellte, Nähe Linderung und Trost vermitteln konnte, muss dieser nun auf das absolut Notwendige, Unverzichtbare reduziert werden. Die Sorge gilt jetzt nicht nur den Patienten und Patientinnen, sondern permanent auch der eigenen Gesundheit. Das hat Einfluss auf das berufliche Selbstverständnis.

Angst vor Ansteckung bedeutet unterschwelligen Dauerstress. Dazu kommt die Angst, Angehörige anzustecken. Die größte Befürchtung sind gesundheitliche Konsequenzen für eigene Angehörige im Falle einer eigenen Infektion mit SARS-CoV-21. 77,3 Prozent des befragten Pflegepersonals teilten diese Angst (Hering et al. 2021b).

Viele Pflegekräfte fühlen sich bei der Arbeit nicht ausreichend vor einer Infektion geschützt. Fehlende oder zu schlechte Masken, zu wenige oder falsch negative Tests bei Patienten und Personal sowie Personalmangel seien die Gründe. Das hat eine bundesweite Umfrage des Deutschen Berufsverbands für Pflegeberufe ergeben, an der im Dezember 2020 rund 3.600 Menschen teilnahmen. Im Vergleich zur ersten Pandemiewelle hat sich laut Umfrage die Ausstattung mit Schutzausrüstung zwar im Durchschnitt verbessert, allerdings gaben über 30 Prozent an, bei ihnen fehle es vor allem an Masken. Auch Schutzkittel und Handschuhe werden als Mangelware oder aber als qualitativ schlecht bezeichnet. Einzelne Pflegekräfte gaben an, dass ihre Arbeitgeber Schutzausrüstung nur dank Spenden stellen konnten oder dass die Kollegen selbst Material kauften (Deutscher Berufsverband für Pflegeberufe 2021b). Erst seit der dritten Pandemiewelle im Frühjahr 2021 ist ausreichende Schutzkleidung vorhanden. Seitdem sind auch endlich alle Pflegekräfte, die es wünschen, geimpft. Das reduziert die Gefahr der Ansteckung erheblich. Allerdings herrscht weiterhin Unklarheit darüber, inwieweit auch Geimpfte das Virus weiterverbreiten können. Somit ist nach wie vor Vorsicht geboten, und Social Distancing wird weiterhin empfohlen.

Situation in den verschiedenen Arbeitsfeldern der Pflege

Intensivstationen

„Bis zur Erschöpfung haben viele Ärzte und mehr noch Pfleger in Kliniken während der COVID-19-Pandemie gearbeitet", berichtet Rainer Manske, Pflegedirektor aus dem Beratungszentrum Pflege und Betreuung der BG-Kliniken in Berlin. „Das hat eine Menge gemacht mit der Pflege" (Schnack 2021).

Die Arbeit auf einer Intensivstation, auf der Covid 19 Erkrankte behandelt werden, ist in körperlicher und seelischer Hinsicht extrem belastend. Alle, die in direktem Patientenkontakt arbeiten, müssen die oben beschriebene Schutzausrüstung tragen. Die Wärmeentwicklung ist enorm. „In dieser Montur mit Patientinnen, Patienten, Kolleginnen und Kollegen zu kommunizieren ist eine Herausforderung. Man muss mit den Augen lächeln", sagt Ulrike Heidelbach, Intensivpflegerin im UKE (Strube 2020).

Wie bei anderen intensivpflichtigen Patientinnen und Patienten müssen bei an COVID-19 Erkrankten die Vitalzeichen kontrolliert werden. In Absprache mit den Ärztinnen und Ärzten werden Medikamente nachgesteuert, Körperpflege und spezielle Lagerungen durchgeführt. An COVID-19 Erkrankte mit einem Lungenversagen profitieren von der Bauchlage. Dieses Umlagern kostet viel Kraft, auch wenn bei der Durchführung alle im Team nach einer festgelegten Verfahrensanweisung zusammenarbeiten. Der Gesundheitszustand der Erkrankten kann sich rapide verschlechtern. Generelles Organversagen und Kreislaufzusammenbrüche sind gefürchtete Komplikationen. Das erfordert permanente Wachsamkeit und rasches Handeln. Das alles fordert seinen Tribut.

Begleitet wird diese körperliche Anstrengung von seelischen Belastungen. Diese sind in der Regel sehr viel kräftezehrender, da die Erholungsmöglichkeiten schwieriger zu bewerkstelligen sind als bei körperlicher Belastung. Die Intensivpflegekräfte hatten Angst, sich selbst und ihre Angehörigen zu infizieren. Hinzu kommt die veränderte Kommunikation mit den Angehörigen, die besorgt auf Nachrichten warten und die Patienten nicht selbst besuchen dürfen.

Am schlimmsten jedoch ist, zu erleben, dass schätzungsweise jeder zweite beatmete Patient an seiner Erkrankung verstirbt (Schnack 2021). Und es ist ein einsames Sterben, ohne Trost, ohne Abschied, ohne Begleitung von den Angehörigen. Dies mitzuerleben ist schrecklich. Die Psychologin Teresa Deffner gibt zu bedenken, dass die Patienten sich generell in einer psychisch extrem belastenden Situation befinden. Da alle die gleiche Erkrankung haben, was es sonst noch nie so gab, können sie sich nicht mehr von den Schicksalen der Mitpatienten distanzieren. Auf der Intensivstation bekommen sie mit, wenn ihr Bettnachbar intubiert wird oder stirbt. „Und sie wissen genau: Ich habe dasselbe wie er, das kann mir auch passieren" (Carmesin et al. 2021), Diesen unausgesprochenen und ausgesprochenen Ängsten zu begegnen ist für die Pflegekräfte sehr herausfordernd und anstrengend.

Zum Tag der Arbeit hat die Wochenzeitschrift DIE ZEIT 50 Stimmen von Intensivstationen gesammelt – in Protokollen und Sprachnachrichten. Eine dieser 50 Stimmen soll hier am Ende dieses Abschnitts gehört werden. Marco Koch, eine Pflegekraft aus Fürth, sagt in dem Interview:

> *„Ich will das nicht mehr erleben müssen! Ich bin seit elf Jahren Pfleger auf einer Intensivstation und so etwas wie jetzt habe ich noch nie erlebt. Die Situation ist angespannt – und zwar seit Ende Oktober des vergangenen Jahres. Durchgehend, ohne jede Verbesserung, ohne jedes Durchschnaufen. Im vergangenen Jahr sind mir so viele Patientinnen und Patienten weggestorben wie in meinen elf Berufsjahren zusammen. Ich würde mir Arme und Beine ausreißen, um alles für die Erkrankten zu tun. Doch so viele Glieder können mir gar nicht nachwachsen. Ich erinnere mich noch an eine Patientin im Alter meiner Mutter: Sie musste die Beatmungsmaske tragen, wurde über eine Maschine mit Sauerstoff versorgt. Nur für kurze Zeit konnte sie die Maske absetzen und etwas trinken. In diesem Moment hat sie nach meiner Hand gegriffen und gesagt, dass sie nicht sterben will. Ich antwortete: ‚Es wird alles gut'. Doch ich musste lügen, denn ich hatte keine Ahnung, was aus ihr werden würde. Sie starb" (Carmesin et al. 2021).*

Alten- und Pflegeheime

Keine gesellschaftliche Gruppe ist so verletzlich gegenüber dem Coronavirus wie die Alten. Von daher gehörten Alten- und Pflegeheime von Anfang an zu den Brennpunkten der COVID-19-Pandemie in Deutschland. Auf relativ engen Raum leben hier die am meisten gefährdeten Menschen zusammen. Deshalb wurden die Bestimmungen über den Abstand von Mensch zu Mensch hier besonders früh und strikt umgesetzt. Im Zimmer bleiben, fast keinen Kontakt zu den Mitbewohnern, keinen Besuch von Angehörigen. Für die Pflegekräfte war es eine zusätzliche Belastung, diese Vereinsamung der Senioren mitzuerleben bzw. die Einhaltung dieser Regeln sicherzustellen. Angehörige mussten informiert und oftmals auch beschwichtigt, digitale Kontakte oder das Grüßen vom geöffneten Fenster ermöglicht werden. Das alles bei ohnehin knapper Personaldecke und vielfältiger Mehrarbeit aufgrund der Hygieneregeln. Die Pflegekräfte sind erschöpft.

Was vor COVID-19 schützen soll, kann aber auch seinerseits zu Todesfällen führen. Laut einem Report des Instituts für Medizinische Soziologie und Rehabilitationswissenschaft der Berliner Charité seien vereinzelt Menschen durch die erlebte Einsamkeit gestorben (Zehnder 2020). 91,3 Prozent der befragten Pflegekräfte beobachteten Auswirkungen der Isolation auf die Bewohner. Das gravierendste Problem war den Angaben zufolge die Einsamkeit. So berichtete mehr als ein Drittel, dass Bewohner ihre Angehörigen nicht mehr erkannten. Rund sieben Prozent der Befragten berichteten von starker Trauer, Depression und Versterben durch Einsamkeit. Und das alles, obwohl 94,7 Prozent der Heimleitungen berichteten, dass sie Möglichkeiten geschaffen hatten, um Bewohnerinnen soziale Teilhabe zu ermöglichen (Hering et al. 2021b).

Allerdings empfindet das Pflegepersonal nicht einhellig das Besuchsverbot als zusätzliche Belastung. Teilweise wird es geradezu als Entlastung erlebt. Sind es doch oftmals die Angehörigen, die durch ihre kritischen Rückfragen, Beschwerden oder zusätzlichen Wünsche für Mehrarbeit oder gar für Konflikte sorgen. Pflegepersonal, das ständig am Limit arbeitet, hat für solche Angehörigen keine Zeit und keine Kraft mehr.

Der bekannte Pflegekritiker Claus Fussek äußert sich diesbezüglich besorgt:

> *„Es gibt keine Kontrollen durch den MDK oder die Heimaufsicht […]. Natürlich muss man unterscheiden: Es gibt viele vorbildlich geführte Pflegeheime, die auch vor Corona dankbar waren für Kritik und Vorschläge der Angehörigen, wo Angehörige als gern gesehene Gäste behandelt wurden. […] Problematisch wird es dort, wo kritische Angehörige als ‚schwierig' und als Gegner gesehen wurden" (Steppan 2021).*

Doch trotz aller Schutzverordnungen ist es nicht gelungen, die Altenheime vor Coronaausbrüchen zu bewahren. Die Gründe dafür sind vielschichtig und werden hoffentlich noch erforscht. Ein wichtiger Grund wird in den Medien kaum erwähnt, spielt jedoch bei den Ausbrüchen durchaus eine Rolle: Ein großer Teil der Altenheimbewohner ist demenziell erkrankt. Viele von ihnen halten sich nicht an die Hygieneregeln, gehen in andere Zimmer, halten keine Abstände ein. Für die Mitarbeiter ist es nicht möglich, dieses Verhalten zu verhindern, dafür gibt es einfach zu wenig Personal. Die Hygieneregeln greifen nicht. Aber auch ständig wechselndes, zu wenig und schlecht qualifiziertes Personal spielt bei den vielen Virusausbrüchen eine Rolle. Außerdem wurde viel zu spät getestet.

Im Wolfsburger Hanns-Lilje-Heim sind 43 der 165 Bewohner gestorben. Im Würzburger Seniorenheim St. Nikolaus sind es bereits 22 Tote unter den etwa hundert Bewohnern. Im hessischen Niederaula starben 16 von 160 Bewohnern im örtlichen Kreisaltenheim und in einem Heim bei Oldenburg sind 41 von 50 Bewohnern infiziert (Kampf et al. 2020).

BEISPIEL

Ein Pflegeheim im Ausnahmezustand

Im Haus Waldfrieden in Hessen sind innerhalb von zwei Monaten 20 von 67 Bewohnerinnen verstorben. Ich verabrede mich mit einer Pflegedienstleitung dieses Altenheims zu einem Interview:

H: Im Januar kam dann die Meldung, dass ein Bewohner, der zu diesem Zeitpunkt schon nicht mehr bei uns im Altenheim lebte, positiv sei. Alle Bewohner wurden getestet. Da waren manche schon positiv. Sie mussten nun auf ihren Zimmern bleiben. Das ging alles so schnell. Nur noch mit Plastikkittel und FFP2-Masken ins Zimmer. Unsere Pflegedienstleitung war zu Hause, dann wurde der Chef krank. Ich saß im Büro und musste die Dienste einteilen. Ständig kamen Kolleginnen ins Büro und sagten, „mir geht es nicht gut, du musst mich testen!" Positiv. Kaum war jemand da, der noch arbeiten konnte. Ich war verzweifelt. Ich bin von morgens bis abends ohne Pause im Büro gewesen. Das Gesundheitsamt wollte Meldung haben, die Heimaufsicht kam ins Haus. Die Dienste mussten abgedeckt werden. Ich wusste nicht mehr, wo mir der Kopf stand. Dann kam die Bundeswehr mit ins Boot. Die haben für uns die PCR-Testung durchgeführt.

I: Wissen Sie noch, wieviel Prozent der Mitarbeiter ausgefallen sind?

H: Am Anfang auf jeden Fall mehr als 50 Prozent, nachher waren es noch mehr. Es war ganz schlimm. Wir hatten fast keine Leute mehr. Es war echt der Horror. Ich habe noch nie so etwas Schlimmes erlebt. Ich habe ehemalige Kolleginnen angerufen. Niemand war bereit. Auch die, die einen Zweitjob bei uns hatten, durften nicht bei uns arbeiten. Das hat ihr Arbeitgeber verboten. Das war fatal. Dann kamen aber aus der freien Gemeinde vom Ort freiwillige Helfer. Die sind manchmal dreimal täglich gekommen zum Essenreichen und auch einfachen Pflegeverrichtungen. Die haben uns so toll geholfen.

Von den Kolleginnen sind manche sehr stark erkrankt. Manche haben noch Probleme. Dann kriegte ich Bescheid. „Du bist auch positiv“. Dann ging's nach Hause. Ich hatte außer Kopfschmerzen keine Symptome. Von zu Hause aus habe ich dann geholfen. Und dann kam ja unsere Pflegedienstleitung wieder. Bis heute arbeiten wir noch mit vier oder fünf Leiharbeitern.

I: Ich danke Ihnen für dieses Interview.

Laut einer Umfrage, die die Frankfurter Allgemeine Zeitung unter den Gesundheits- und Sozialministerien der Bundesländer durchführte, lag der Anteil von Heimbewohnern an der Gesamtzahl der Corona-Toten in Deutschland im März 2021 bei fast 40 Prozent (Beeger et al. 2021). Mittlerweile sind alle Heimbewohner und Mitarbeiter die es wollten, geimpft. Dadurch sind sie in den Heimen vor schweren Verläufen weitestgehend geschützt, doch die Personalsituation ist nach wie vor besorgniserregend.

Ambulante Pflege

Die ambulanten Pflegedienste scheinen auf dem ersten Blick von allen Pflegeeinrichtungen am geringsten von den Herausforderungen durch die Corona-Pandemie betroffen zu sein. Die Touren werden von einzelnen Pflegekräften angefahren, die zu Pflegenden sind in ihren eigenen Haushalten. Die Gefahr vor Ansteckung erscheint daher eher gering. Doch die von mir befragten Pflegedienstleitungen erleben die Pandemie durchaus als kräftezehrende Herausforderung. Personalausfall wegen Quarantäne der Kinder von Mitarbeitern als Vorsichtsmaßnahme gegen eine mögliche Corona-Infektion und vermehrte krankheitsbedingte Ausfälle müssen kompensiert werden. Die Beschaffung von Schutzkleidung und Masken war zu Beginn der Pandemie eine zusätzliche Arbeitsbelastung. Mitarbeiter, Patienten und deren Angehörige mussten getestet werden. Entlastende Leistungen wie z. B. Tagespflege, Betreuungsdienste oder ambulante Sterbebegleitungen werden nicht mehr angeboten, dadurch erhöht sich der Betreuungsbedarf der Patienten.

Mitarbeiter finden keinen Ausgleich mehr in ihrem privaten Umfeld, sondern bringen die häuslichen Belastungen mit in ihre Arbeitssituation. Sie werden konfrontiert mit den Sorgen der Patienten und ihrer Angehörigen und dürfen diese nicht mehr zum Trösten in den Arm nehmen. Das Arbeiten mit den FFP2-Masken wird als weitere Belastung empfunden, insbesondere beim Duschen der Patienten. Dienstbesprechungen finden per Telefon statt.

Eine wissenschaftliche Studie der Universität Köln zu Herausforderungen und Belastungen aus der Sichtweise von Leitungskräften kommt aufgrund der durchgeführten Befragungen zu folgenden Ergebnissen:

> *„Die Sorge vor einer Ansteckung und die Schwierigkeiten bei der Umsetzung von Schutzmaßnahmen erscheinen insbesondere in den ambulanten Diensten hoch, da im Rahmen der Schweigepflicht unklar ist, wo Infizierte wohnen und Kontaktpersonen wohnen, wodurch sich Kontakte mit potenziell Infizierten nicht immer verhindern lassen" (Hower et al.2020).*

Da – zumindest in Hessen – immobile Patienten erst sehr spät und schleppend durch mobile Impfteams geimpft wurden, bestand die Angst vor Ansteckung noch lange Zeit.

Hospize

Hospize sind, im Gegensatz zu allen anderen Pflegeeinrichtungen, ausreichend mit Pflegepersonen besetzt. Der Stellenschlüssel ist vorbildlich und ermöglicht eine individuelle Pflege und Begleitung der Schwerstkranken und Sterbenden. Doch die verordneten Maßnahmen, um die Ausbreitung des Coronavirus zu verlangsamen, wirken sich auch auf die Hospize aus. Während des ersten Lockdowns durfte nur ein nächster Angehöriger unter Auflagen seinen Angehörigen im Zimmer besuchen. Gemeinsame Aufenthalte in Gemeinschaftsräumen, zusätzliche Angebote wie Mal- und Musiktherapie, Trauercafé und Trauergottesdienste, Live Musik im Hospiz, alles war aufgrund der Kontaktsperren nicht mehr möglich. Ehrenamtliche, deren verbindliche Dienste das hauptamtliche Team mit ihren Angeboten regelmäßig ergänzen, durften während des ersten Lockdowns nicht eingesetzt werden.

Mit Sterbenden über das Sterben sprechen – das ist eine der wichtigsten Aufgaben von ehrenamtlichen Sterbebegleiterinnen, denn oft können die Schwerstkranken solche Gespräche nicht mit ihren Angehörigen führen. Viele haben das Gefühl, diese schützen zu müssen. Oder die Sterbebegleiterinnen wollen einfach nur da sein, Zeit haben, Leben in das Hospiz bringen. Denn Sterbebegleitung ist Lebensbegleitung bis zuletzt. All das fand während der Pandemie nur noch bedingt oder gar nicht statt.

Trotzdem durfte, im Gegensatz zu anderen stationären Pflegeeinrichtungen, zumindest ein Angehöriger die Schwerstkranken besuchen. Das führte dazu, dass die Hospize vermehrt Anfragen bekamen. So berichtet die Krankenschwester und Traumapädagogin Nicole Friedrichsen in einem Interview mit dem Deutschlandfunk:

„Wir haben ein Aufnahmemanagement im Hospiz Luise; und die haben eine deutliche Veränderung festgestellt in der Anfragesituation. Also, es ist wirklich nach oben geschossen, was private Anfragen von Menschen angeht für Patentinnen für die Aufnahme; und die rufen einfach an und bitten darum, dass sie hierherkommen, weil sie wissen, hier dürfen sie besuchen und hier können sie sehen, was mit den Angehörigen passiert und hier haben sie die Möglichkeit, Abschied zu nehmen" (Hollenbach 2021).

3.3 Das einsame Sterben

Die Bedürfnisse Sterbender

In dem Kunstmärchen „Das kleine Mädchen mit den Schwefelhölzchen" von Hans Christian Andersen sitzt ein kleines Mädchen am Silvesterabend barfuß auf der Straße, um seine Schwefelhölzchen zu verkaufen. Doch keiner kauft ihm etwas ab. Um sich zu wärmen, zündet das Mädchen eines der Streichhölzer an. Im Lichtschein des Hölzchens meint es, an einem warmen Ofen zu sitzen. Doch dies hält nur an, bis das Schwefelholz erlischt. Nach und nach zündet das Mädchen auch die weiteren Streichhölzer an und sieht im Schein der brennenden Hölzchen noch einen reich gedeckten Festtagstisch, einen wunderschönen leuchtenden Weihnachtsbaum und beim vierten Streichholz seine verstorbene Großmutter. Aus Angst, dass auch diese wieder verschwinden würde, zündet das Mädchen alle Schwefelhölzchen an, die es noch hat, und bittet die Großmutter, es in den Himmel mitzunehmen. Die Großmutter erfüllt die Bitte und nimmt das Mädchen zu sich (Andersen 1984).

Die Träume oder Visionen, die das kleine Mädchen während seines Erfrierungstods hat, stehen für die Bedürfnisse Sterbender. Die Wärme des Kachelofens und der reich gedeckte Tisch sind eine Metapher für die psychologischen Bedürfnisse, der leuchtende Weihnachtsbaum sowie die verstorbene Großmutter verweisen auf die sozialen und spirituellen Bedürfnisse.

Alle Bedürfnisse Sterbender unterscheiden sich, geht man von allgemein gehaltenen Kategorien aus, zunächst nicht von denen gesunder Menschen. Nach der erweiterten Maslowschen Bedürfnistheorie sind das die in Abb. 1 dargestellten Bedürfnisse.

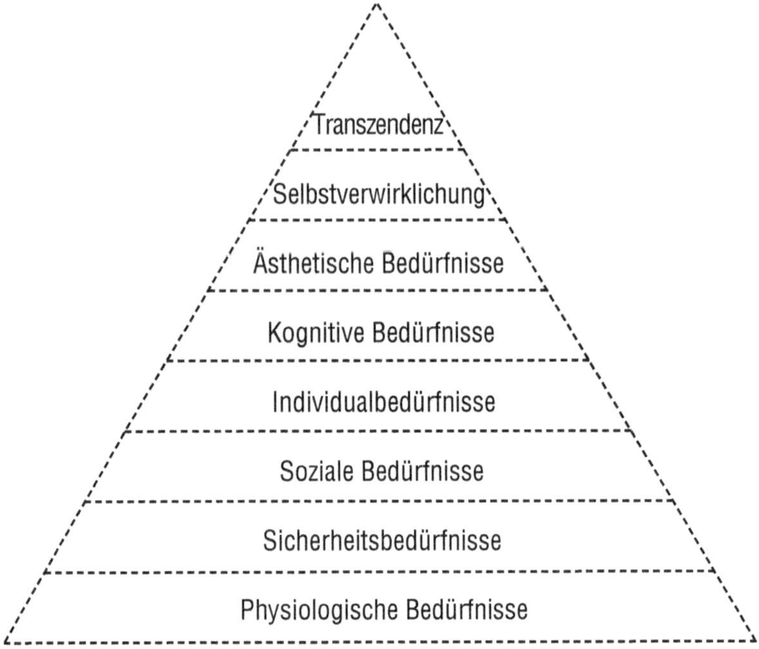

Abb. 1: Die erweiterte Bedürfnispyramide nach Abraham Maslow (1970)

Allerdings ändern sich die Gewichtung und Ausgestaltung der einzelnen Bedürfnisse im Sterbeprozess erheblich. So hat ein Sterbender im Rahmen seiner physiologischen Bedürfnisse kaum oder gar kein Bedürfnis mehr nach Nahrung, allerdings ein großes Bedürfnis nach Schmerzfreiheit. Zudem ist ein schwerstkranker und sterbender Mensch für seine Bedürfnisbefriedigung auf Hilfe anderer angewiesen.

BEISPIEL

Auf Bedürfnisse im Sterbeprozess eingehen

Ich sitze am Bett einer sterbenden Frau. Ihre Augen sind geschlossen, ihr Atem ist ruhig und recht gleichmäßig. Mir fallen ihre wunderschönen gepflegten Hände auf. Ihre Nägel sind rot lackiert. Ich nehme eine Hand in die meine und sage ihr, dass sie sehr schöne Hände habe. Die Frau umschließt mit einem deutlichen Druck meine Hand, als wolle sie diese nie mehr loslassen. Schweigend sind wir so eine ganze Weile beisammen. Dann löse ich sachte meine Hand von der ihren und sage: „Ich hole jetzt ein duftendes Öl und mache Ihnen eine Handmassage. Möchten Sie das?". Kaum vernehmbar haucht sie ein flüchtiges „Ja". Ich lese es mehr von den

Lippen ab, als dass ich es noch hören könnte. Der Duft von Rose, Zeder und Lavendel umgibt uns beide, während ich die Handmassage durchführe. Die Frau mag es, ganz entspannt ruht währenddessen ihre Hand in meiner. Als ich mit der Massage fertig bin, führt die Sterbende diese Hand langsam an ihre Nase und lässt sie dort eine Weile ruhen. Sie will noch ein wenig länger und intensiver den Duft des Öls genießen. Später stellen sich Zuckungen des gesamten rechten Arms ein. Ob es epileptische Krampanfälle sind? Ich lege ihre unruhig zitternde und zuckende Hand in die meine. Die Zuckungen werden weniger und lassen dann ganz nach. Doch wenn ich ihre Hand zurück auf die Bettdecke lege, setzen diese wieder ein. Ob sie mich noch hören kann? Sie scheint schon so weit weg. Aber als ich ihr fragend ein wenig Feuchtigkeit in Form eines Mundsprays anbiete, öffnet sie diesen. Danach singe ich ihr einige Wiegenlieder vor: „Weißt du wieviel Sternlein stehen?“ und „Der Mond ist aufgegangen“ und noch einige andere. Wie gut, dass ich von allen mehrere Strophen auswendig kann. Nun hören die Zuckungen ganz auf.

In diesem Beispiel wird deutlich, in welcher Form sich verschiedene andere Menschen um die Bedürfnisse dieser sterbenden Frau gekümmert haben. Wahrscheinlich haben die Angehörigen ihre Nägel so sorgfältig lackiert. Sie kennen die ihnen nahestehende Frau am besten und wissen um ihr Bedürfnis nach Ästhetik, Individualität und Selbstverwirklichung. Die Fachkräfte aus Medizin und Pflege haben sich um ihre physiologischen Bedürfnisse gekümmert, und ich habe in dem, was ich ihr angeboten habe, ihre physiologischen, sozialen und ästhetischen Bedürfnisse berücksichtigt, möglicherweise auch ihr Bedürfnis nach Transzendenz.

Das einsame Sterben aus der Perspektive der Pflegekräfte

Aufgrund der pandemiebedingten Hygieneregeln durften die Angehörigen (und die Ehrenamtlichen) die Patienten, Bewohner und Gäste während des ersten Lockdowns nicht mehr in den stationären Einrichtungen besuchen. Sie konnten kaum noch etwas tun für die Menschen, die in ihrem Leben eine wichtige Rolle gespielt haben und von denen sie wussten, dass es diesen sehr schlecht ging bzw. dass diese bald sterben würden. Sicher versucht das professionelle Team der Ärztinnen, Ärzte und Pflegekräfte in einer solchen Situation alles, um es den Sterbenden so erträglich wie möglich zu machen, doch wie ich bereits erörtert habe, ist die personelle Situation extrem angespannt. Es ist kaum mehr möglich, noch in Ruhe auf die einzelnen Patienten eingehen zu können. Und es braucht Zeit, Ruhe und Empathie, um die diskret wahrnehmbaren Bedürfnisse der Sterbenden überhaupt zu erfassen. So sterben sehr viele Menschen einsam. Niemand ist da, der ihre Hand hält, ein Lied singt, mit ihnen schweigt, den Mund befeuchtet, etwas vorliest, Musik abspielt. Es ist nicht nur ein einsames, es ist elendes Sterben. Alles, was wir in teilweise Jahrhunderte alten Traditionen und kulturellen Gepflogenheiten entwickelt haben, kommt nicht mehr zum Tragen.

So hat sich in Deutschland seit den 1980er Jahren die Hospizbewegung als eine der erfolgreichsten Bürgerrechtsbewegungen für ein menschenwürdiges Sterben eingesetzt. Ihr Ziel war und ist es, Leid, Sterben, Tod und Trauer zu enttabuisieren und Strukturen zu bilden, die allen Menschen ein menschenwürdiges Sterben ermöglichen. Es wurden verschiedenste Vereine und Fachverbände gegründet, die sowohl überregional als auch regional in Kommunen und Städten haupt- und ehrenamtliche Arbeit leisten. Daraus hervorgegangen ist u.a. die Charta zur Betreuung schwerstkranker und sterbender Menschen. Diese wurde mit der Beteiligung von zahlreichen Expertinnen und Experten und von über 50 Organisationen und Institutionen aus Gesellschaft und Gesundheitssystem entwickelt. Im September 2010, nach nur zwei Jahren, wurde sie mit ihren fünf Leitsätzen im Konsens verabschiedet und der Öffentlichkeit vorgestellt. In ihrem zweiten Leitsatz heißt es:

> *„Jeder schwerstkranke und sterbende Mensch hat ein Recht auf eine umfassende medizinische, pflegerische, psychosoziale und spirituelle Betreuung und Begleitung, die seiner individuellen Lebenssituation und seinem hospizlich-palliativen Versorgungsbedarf Rechnung trägt. Die Angehörigen und die ihm Nahestehenden sind einzubeziehen und zu unterstützen. Die Betreuung erfolgt durch haupt- und ehrenamtlich Tätige soweit wie möglich in dem vertrauten bzw. selbst gewählten Umfeld. Dazu müssen alle an der Versorgung Beteiligten eng zusammenarbeiten“ (Deutsche Gesellschaft für Palliativmedizin e.V. et al. 2020).*

In der Corona-Pandemie wurden alle diese Grundsätze den Zwängen des Infektionsschutzes geopfert. Das mitzutragen und dafür zu sorgen, dass die Hygieneregeln auch eingehalten werden, manchmal gegen einen erbitterten Widerstand der Angehörigen und möglicherweise auch gegen die eigene Überzeugung, ist eine gewaltige zusätzliche Belastung für die beteiligten Pflegekräfte. Sie müssen miterleben, dass die Menschen, deren Wohl ihr ganzes berufliches Engagement gilt, trostlos und einsam sterben. Das ist eine enorme psychische Belastung, auf die ich im vierten Abschnitt näher eingehen werde.

Doch wie mir in persönlichen Gesprächen berichtet wurde, setzten sich die Pflegekräfte gelegentlich mutig über alle Vorschriften hinweg und ließen die Angehörigen zu ihren sterbenden Nächsten, damit diese sich von ihnen verabschieden konnten. Dabei zeigte sich stets, wie enorm wichtig dieses Abschiednehmen für die Angehörigen war und wie dankbar sie für diese Chance waren. Und die Pflegekräfte? Sie müssen die Last der Verantwortung alleine tragen.

Das gilt übrigens gleichermaßen für diejenigen Pflegekräfte, die sich zum Schutz ihrer anvertrauten Bewohner und Patienten und aller Beschäftigten in der Einrichtung an die gegebenen Hygienevorschriften gehalten und gegen den Wunsch der Sterbenden und Angehörigen den direkten Kontakt entsprechend den Vorgaben verhindert haben. Denn so bedeutsam die vereinzelten „Regelverstöße" auch für die betreffenden Angehörigen sein mögen, so desaströs wäre es gewesen, wenn sich alle Pflegekräfte darüber hinweggesetzt hätten. Welche der beiden Verhaltensweisen mehr emotionale und ethische Kraft von den entsprechenden Pflegekräften abverlangt hat, soll an dieser Stelle offen bleiben. Es geht hier nicht um eine moralische Bewertung dieser unterschiedlichen Verhaltensweisen, sondern es soll deutlich werden, wie belastend die Pandemie mit ihren Folgen für alle Beteiligten war und immer noch ist.

Das einsame Sterben aus der Perspektive der Angehörigen

„Kein Medikament ist so wirksam wie die Nähe eines vertrauten Menschen. Das ist der beste Garant für ein friedliches Sterben", sagt Palliativärztin Christine Vonderlind in den MDR-Nachrichten vom 21.Januar 2021:

> *„Es trifft die Allerschwächsten. Man ist als Mensch in zwei Phasen seines Lebens auf direkte menschliche Zuwendung angewiesen: als Säugling und als Sterbender. Einsam sterben zu müssen, ist bitter" (Müller-Heinze 2021).*

Nach Ansicht der Vorsitzenden des Europäischen Ethikrates, Christiane Woopen, ist das eine menschliche Katastrophe: „Es ist grausam. Denn in der letzten Zeit des Lebens unbegleitet zu sein, bedeutet, unter nicht würdevollen Umständen zu sterben" (Lauff 2021). Dabei handelt es sich um ein Versäumnis, das nicht nachgeholt, das nicht wiedergutgemacht werden kann. Diese Menschen sind nun verstorben, sie können nicht befragt werden, wie es ihnen in dem einsamen Sterben ergangen ist. Ob sie Schmerzen hatten, wie sehr sie sich nach ihren Liebsten gesehnt haben. Unendlich viele Fragen bleiben unbeantwortet und quälen die Hinterbliebenen. Übrig bleiben Mutmaßungen, Schuldgefühle und bittere Vorwürfe.

Doch ist ein einsames Sterben gleichbedeutend mit einem unwürdigen Sterben? In anderen Zusammenhängen wird zu Recht gesagt, Einsamkeit ist eine Conditio humana, also eine Grundbedingung menschlichen Seins. Letztendlich werden wir einsam geboren, und einsam werden wir sterben. Niemand kann uns auf diesem letzten Weg begleiten. Der Essayist Octavio Paz schreibt in seiner „Dialektik der Einsamkeit“, Einsamkeit sei der tiefste Grund der Conditio humana. Wir seien zur Einsamkeit verurteilt, aber auch zu ihrer Überwindung durch die Liebe (Paz 1998).

Möglicherweise entsteht das Empfinden von einem würdelosen Sterben dadurch, dass es sich bezüglich der Rahmenbedingungen in der Pandemie um ein fremdbestimmtes Sterben handelt. Dies steht im Widerspruch zu unserem Verständnis von Autonomie als einem Aspekt der Menschenwürde. Zu einem sanften und friedvollen Sterben gehört es, dass nach Möglichkeit die Wünsche der Sterbenden und Angehörigen erfüllt werden. Das war durch die Hygieneregeln nicht möglich.

Trotzdem wird die Würde des Menschen nicht bereits dadurch beschädigt, dass sich das Sterben in besonders schmerzlicher Weise vollzieht. Leid kann nicht die Würde rauben, führt allerdings dazu, dass die Umstände des Sterbens als „unwürdig“ empfunden werden.

Für die Angehörigen ist das eine schwer zu ertragende Situation. Als ich die Nachricht bekam, dass es meiner Mutter gar nicht gut gehe, gab es nur den einen Impuls: „Ich will hin zu ihr“. Das war so eine mächtige Triebkraft, dass ich am liebsten alles liegen und stehen gelassen hätte, um mich ins Auto zu setzten und loszufahren. Wenn es einem nahestehenden Menschen schlecht geht, dann will man Beistand leisten. Man will bei diesem Menschen sein, ihn unterstützen, Leid lindern, trösten. Die Hygieneregeln machen es nun unmöglich, diesem Impuls zu folgen. Am unerbittlichsten war dies während des ersten Lockdowns. Nicht nur die an Corona infizierten Patientinnen, sondern alle in stationären Einrichtungen untergebrachten Menschen durften ausnahmslos nicht besucht werden. So schreibt die Schriftstellerin Thea Dorn in ihrem Buch „Trost“ über das einsame Sterben ihrer Mutter:

> *„SIE HABEN MICH NICHT ZU IHR GELASSEN!!!!! Den Sicherheitsdienst haben sie gerufen, als ich versucht habe, trotzdem in das Gebäude zu kommen. Irgendwo da drinnen hing meine Mutter an irgendwelchen beschissenen Maschinen, war am Ersticken, Verrecken, und sie haben mich nicht zu ihr gelassen!!!!! Infektionsrisiko!!!“ (Dorn 2021, 14).*

An anderer Stelle beschreibt Dorn ihre Gefühle angesichts des Besuchsverbots:

> *„Wenn ich an jenem Tag eine Waffe gehabt hätte, ich hätte sie benutzt. Und wenn ich ehrlich bin: Ich wünschte, ich hätte an jenem Tag eine Waffe gehabt. Wie barbarisch darf ein Staat werden, der sich so viel darauf zugutehält, ein Rechtstaat zu sein? Einer Tochter verbieten, bei ihrer sterbenden Mutter zu sein? Einem Menschen zum einsamen Tod in einem Maschinensaal verdammen? […] KEIN STAAT DER WELT HAT DAS RECHT; EINEN MENSCHEN ZUM EINSAMEN TOD ZU VERDAMMEN" (Dorn 2021, 16).*

Sprachgewaltig wütet hier eine Tochter gegen den Staat. Die Ungewissheit darüber, was mit einem schwerkranken Angehörigen geschieht, den man nicht besuchen darf, kann sehr unterschiedliche Gefühle und Reaktionen auslösen, wie das folgende Beispiel zeigt:

BEISPIEL

Warten in Ungewissheit
Per Zoom verabrede ich mich mit D., einer ehemaligen Arbeitskollegin und Psychologin. Ihr Mann wäre beinahe an Covid 19 gestorben.

I: Wie war das, als Uwe ins Krankenhaus gebracht wurde?
D: Am Mittwoch kam der Chef persönlich. Der hat den U. nur angeguckt und hat gesagt, der muss sofort ins Krankenhaus. Die Sauerstoffsättigung ist so schlecht, mein Gerät zeigt nichts mehr an.

I: Wie hast du dich dann verabschiedet?
D: Ich konnte mich nicht verabschieden. Auf Distanz haben wir noch Organisatorisches besprochen, ich habe Sachen gepackt. Er ist die Treppe runtergegangen, wir haben uns gewunken, und er ist zur Tür raus.

I: In dem Moment, was war da?
D: In dem Moment habe ich noch gar nicht kapiert, was da war. Die sind dann weggefahren. Was mich sehr, sehr verwundert hat, die sind den halben Berg runter und dann auf einmal Blaulicht und volle Kanne alle Sachen an. Das hat mir sehr Angst gemacht. In dem Moment war mir klar, die machen das nicht aus Spaß. Es geht ihm wirklich schlecht. In dem Moment ist ein Notfallprogramm bei mir angegangen. Ich wusste, das ist jetzt was ganz Ernstes. Ich hab nicht geheult. Ich hab gedacht, ich muss jetzt sofort was tun. Und dann habe ich eine Maske aufgesetzt und bin hoch gegangen, habe alle Fenster aufgemacht, das Bett abgezogen und

alles desinfiziert und war so eine Stunde beschäftigt. Erst als ich runterkam, dann sind alle Schleusen aufgegangen. Na ja, ich konnte ja gar nichts machen. Zwei Stunden später rief U. an und sagte: „Es geht mir wirklich nicht gut, aber ich bin hier gut versorgt. Ich hab Sauerstoff in der Nase und es fühlt sich gut an". Da dachte ich, es ist Entwarnung. Abends um neun Uhr rief er noch mal an und sagte: „Die kriegen die Sauerstoffsättigung nicht erhöht, die wollen mich ins Koma legen." Ich hab gedacht: Was spricht man denn in diesem Moment? Der sagt, er soll jetzt für mindestens 14 Tage ins Koma. Du, wir haben über völlig banale Sachen gesprochen. Wir haben uns nicht verabschiedet, und jetzt sagt der so was. Das hat sich so fremd angefühlt. In welchem Film sitze ich da? Wir haben noch zusammen gebetet und geweint und dann tschüss gesagt. Ich hatte auch nicht den Impuls, das Gespräch noch länger rauszuziehen. Da hat so eine Gehirnregion die Regie übernommen, gar nicht so, wo man denkt, sondern was einfach so mit einem geschieht.

I: Tauchten da so Gedanken auf, wie „das könnte jetzt das Letzte gewesen sein"?
D: Ja, das war so. Ich hab noch gedacht, verabschiedet man sich so von seinem Ehemann? Aber ich hätt gar nicht gewusst, was man anderes hätte sagen können. In dieser Nacht ging gar nichts. Ich habe nicht schlafen können. Ich habe dann ein Tagebuch angefangen. Dann war ich so beruhigt, dass ich schlafen konnte. Ich hab dann am nächsten Morgen angerufen. Die Ärztin sagte: „Ihrem Mann geht's sehr schlecht, es ist zum akuten Lungen- und Nierenversagen gekommen." Ich sagte: „Ich will sofort zu meinem Mann." „Das ist in Ordnung", hat sie gesagt, „Sie brauchen eine Bewilligung vom Gesundheitsamt." Eine Stunde später habe ich die Bewilligung bekommen, obwohl ich selber in Quarantäne war. Das war für mich ein Zeichen, die machen das nicht für einen netten Besuch. Ich habe Uwes Zwillingsbruder angerufen, weil ich wusste, ich brauche jemand, der mich begleitet. Wir fahren um zwei Uhr hoch. Der Sicherheitsdienst ruft am Eingang auf Station an, und dann sagen die: „Der U. S. ist nicht mehr bei uns." Dann hab' ich gedacht, dann ist er jetzt schon gestorben, (sie weint), und so eine halbe Minute später: „Der ist jetzt auf der I 3a." Da war dann eine Ärztin, die sagte: „Sie können jetzt nicht zu Ihrem Mann." In dem Moment haben sie ihn gerade an ECMO und die Dialyse angeschlossen. Sie sagte nur: „Es ist sehr ernst." Er hat den letzten ECMO-Platz bekommen. Sie sagte noch: „Bitte rufen Sie heute nicht mehr an, erst wieder morgen nach 10 Uhr." Ja, dann sitzt du da alleine da. Was mich in den nächsten zwei Wochen begleitet hat: Es gab nur extreme Gefühle.

Wo wir wohnen, kann ich auf der anderen Seite das Krankenhausgebäude und die Lichter sehen. Ich stand dann stundenlang am Fenster, hab nur geheult und hochgeguckt. Und abends auf einmal stehen da Freunde aus Koblenz vor der Tür, das ist der beste Freund von Uwe gewesen. Die sind die Nacht dageblieben. Die haben sich über die Quarantäne hinweggesetzt. Ja, und dann ist etwas passiert, das hätte ich nie, nie gedacht: Ich habe eine ganze Kiste von Karten bekommen, per Fleurop drei Blumensträuße. Alles nur Extreme. Ich war ja selber noch in Quarantäne. Lesen oder so ging gar nicht. Ich bin dann mal eine Stunde in den Wald, das hat mir so gut getan, einfach mal in Bewegung zu kommen. Beten ging auch nicht. Aber ich hab' so gemerkt, das ist jetzt so meine Deutung: Mit jedem Beten der anderen ist es U. besser gegangen. Ich kriegte Mails aus der ganzen Welt, aus Thailand, aus Brasilien, aus USA, aus Neuseeland, wir beten. Und dann bist du aber viele Stunden allein. Was machst du da? Ich hab gedacht, das wird nichts mehr. Ich habe angefangen, alle Sachen von Uwe zu waschen, wenn noch irgendwas nach Uwe riecht und ich riech das, ich werde verrückt. Ich hab alles gewaschen, damit mich nichts mehr an Uwe erinnert, hab die Hemden gebügelt. Ich wusste auch nicht, ob ich noch im Ehebett schlafen könnte.

I: Du hast dich schon von ihm verabschiedet?
D: Ja, aber ohne dass ich mich verabschiedet hätte, das es irgendwie gesagt oder ausgedrückt wäre. Jedes Mal, wenn das Telefon klingelte, dachte ich, das war's jetzt. Ich hab sogar schon Kontakt mit einem Makler aufgenommen. Ich wollte sofort das Haus verkaufen. Ich hab mich gedanklich schon damit auseinandergesetzt, wie ich jetzt mein Leben alleine lebe, und dann war da die Hoffnung doch da, wenn so viele Leute beten, im nächsten Moment wieder: „Mach dir nichts vor, du kriegst die gleichen Bedingungen wie die anderen Menschen auch". (Pause, sie weint.) Das zerreißt mich, diese drei Wochen des Schwebezustands. Dann war mir auch klar, unsere Beziehung verändert sich. Als er dann endlich auf die Normalstation konnte, dann rief die Stationsschwester an, ich soll ihm Sachen bringen, aber ich durfte nicht zu ihm. In dem Moment, wo ich dann rein bin auf die Station, sagte sie zu mir: ich seh Sie jetzt nicht, aber Sie gehen sofort da rein. (Weint, sehr lange Pause.) Da haben sich mal Menschen über Regeln hinweggesetzt. Ich saß dann vielleicht eine Viertelstunde bei ihm, wir haben nur geheult, das war das erste Mal seit drei Wochen. In der Reha haben wir per Skype zusammen Abend gegessen. Auch in der Reha durfte ich ihn nicht besuchen. Der erste richtige Kontakt war dann, als ich ihn abgeholt habe aus der Reha. Wir haben uns

dann gegenseitig erzählt, er hat von seinen Albträumen erzählt, seinen Angstzuständen. Die kognitiven Prozesse waren ausgeschaltet, aber nicht die emotionalen. Er hatte so Bilder, Schläuche steckten in ihn drin und er konnte sich nicht wehren. Aber da war kein Zeitgefühl. Was so übriggeblieben ist? Wir haben die Aufgaben neu verteilt, wir besprechen die Sachen auch ganz anders.
Um dadurch zu gehen, muss du den Schmerz noch oft fühlen, dieser Schrecken, die Zeit heilt nicht Wunden, wenn's ernst wird, dann kommst du in Todesnähe, es ist so eine Aura, es braucht einen bewussten Schritt da wieder raus. Wir haben viel zusammengesessen und geweint. Es sind auch wieder viele alte Sachen aufgetaucht. Das sind versteinerte Gefühle, das hat das Herz hart gemacht. Dann geht die Aufmerksamkeit nach außen. Aber ich hab keine Angst vor meinen Gefühlen. Darüber haben wir sehr intensiv gesprochen.

I: Ganz, ganz vielen Dank, das war jetzt für dich auch wieder anstrengend.
D: Ja, aber es war gut. Was ich jetzt lernen muss, es ist vorbei!

Die Folgen für die Angehörigen

Der Tod eines nahestehenden Menschen ist für die Hinterbliebenen eine irreversible Situation, er ist unwiderruflich, endgültig. Nichts ist mehr so wie früher. Denn das Fehlen dieser Person verursacht zum Teil einschneidende Veränderungen im Leben der Hinterbliebenen. Trauer ist die natürliche Reaktion auf einen solchen Verlust. Zunächst wird alles davon beeinflusst. Ein Gefühl der Hilflosigkeit entsteht. Es ist, als ob der Boden unter den Füßen weggerissen wurde. Gedanklich pendelt der Trauernde hin und her zwischen der Beschäftigung mit der verlorenen Person und der Zuwendung zur gegenwärtigen Situation und den Aufgaben, die sie für ihn bereithält.

Kennzeichnend für eine normale Trauer ist die Sehnsucht oder das Verlangen nach der verstorbenen Person. Diese Sehnsucht kann als überaus mächtig, alles andere dominierend, empfunden werden. Hinzu kommen Gefühle von Schmerz, Ohnmacht, Einsamkeit, Angst, aber auch Erleichterung oder Scham. Außerdem stellen sich eine Menge unterschiedlichster körperlicher Symptome ein, die als Folge der Anspannung beim Trauern zu konkreten Schmerzen oder vegetativen Störungen führen können. Die seelische Basis dieser körperlichen Reaktionen ist vermutlich die Tatsache, dass es den Trauernden extrem schwerfällt, den Verlust des nahestehenden Menschen zu akzeptieren.

Seit Sigmund Freud ist Trauer Gegenstand der Forschung. Daraus entwickelt haben sich verschiedenste Trauermodelle, die unterschieden werden nach Stufen-, Phasen-, Aufgaben-, und Prozessmodellen. Relativ bekannt sind das Stufenmodell von Kübler-Ross und das Phasenmodell von Bowlby und Parkes. Allen gemeinsam ist die Erkenntnis, dass Trauer nicht einfach weggeht. Sie fordert eine aktive Auseinandersetzung ein, was wir als Trauerarbeit bezeichnen. Die Trauer fluktuiert, verändert sich im Laufe der Zeit, die Sehnsucht nach der verlorenen Person nimmt ab, die Akzeptanz der Realität nimmt zu.

Konnte sich nun ein An- und Zugehöriger nicht von einem ihm nahestehenden Menschen verabschieden, besteht ein erhöhtes Risiko für eine komplizierte Trauer. „Komplizierte Trauer beschreibt einen Trauerverlauf von ungewöhnlicher Intensität und Dauer", schreiben Butollo und Pfoh in ihrem Buch „Wenn Zeit allein nicht heilt" (Butollo/Pfoh 2016, 93). „In der neuen demnächst zu erwartenden ICD-11 […], die allgemein in Deutschland als Grundlage zur Diagnostik verwendet wird, soll diese Form der Trauer als nachweisliche Störung den Namen ‚anhaltende Trauerstörung' bekommen" (Butollo/Pfoh 2016, 95). Diese Pathologisierung der Trauer ist nicht unumstritten, einige Fachleute wehren sich, eine an sich natürliche Reaktion als Krankheit zu bezeichnen. Außerdem ist die Abgrenzung zur normalen Trauer nicht immer eindeutig. Doch klinische Beobachtungen ergaben, dass es erhebliche Abweichungen von normalen Trauerverläufen gibt, und viele Patienten wissen es zu schätzen, dass ihre Beschwerden nun einen Namen – eine Diagnose – haben (Butollo/Pfoh 2016).

Bei einer anhaltenden Trauerstörung haben die Betroffenen beträchtliche Schwierigkeiten, den Tod zu akzeptieren. Sie beschäftigen sich übermäßig mit den Umständen des Todesfalls. Ungläubigkeit oder emotionale Taubheit über den Verlust stellen sich ein. Manche haben Schwierigkeiten, positive Erinnerungen an den Verstorbenen zuzulassen, die eigene Person wird in Bezug auf den Verstorbenen oder seinen Tod dysfunktional bewertet, z. B. in Form von Selbstvorwürfen. Erinnerungen an den Verlust werden ängstlich vermieden, und der Wunsch zu sterben, um bei dem Verstorbenen zu sein, taucht immer wieder auf. Ein weiteres Symptom einer komplizierten Trauer können Schwierigkeiten sein, anderen seit dem Todesfall zu vertrauen. Einsamkeit und das Gefühl, von anderen Personen abgetrennt zu sein, beherrschen das Leben. Dieses Leben ohne den Verstorbenen ist sinnlos oder leer und kann nicht mehr ohne den Verstorbenen funktionieren, ein Teil von einem selbst ist mit dem Verstorbenen gestorben. Es bestehen Schwierigkeiten oder gar ein Widerwille, seit dem Verlust Interessen zu verfolgen oder Zukunftspläne zu entwickeln, z. B. Freundschaften zu pflegen, Aktivitäten nach zu gehen.

Die Risikofaktoren für eine Trauerstörung können nach Butollo in drei Kategorien unterteilt werden:

- Risikofaktoren, die bereits **vor dem Sterbefall** bestanden, sind z.B. eine besondere Beziehungsintensität, bestehende psychische Störungen oder vorhergehende belastende Todesfälle.
- Risikofaktoren, **die durch die Todesumstände vorhanden sind**, dazu zählt neben dem gewaltsamen und plötzlichen Tod auch Stress im Kontext des Sterbens. Menschen, die daran gehindert werden, sich von ihren An- oder Zugehörigen zu verabschieden, stehen unter einem gewaltigen Stress.
- Als Risikofaktoren, **die nach dem Tod auftauchen**, werden z.B. mangelnde soziale Unterstützung und weitere Verluste wie z.B. eine finanzielle Verschlechterung genannt (Butollo/Pfoh 2016).

Erschwerend für die Hinterbliebenen kommt hinzu, dass auch die Bestattungsformen rigiden Vorschriften unterliegen. Bei den an Covid 19 Verstorbenen wird der Leichnam in einen Plastiksack gesteckt, die Angehörigen können ihn auch nach dem Tod nicht mehr sehen, auf den Beerdigungsfeiern werden nur sehr wenige Menschen zugelassen, das Singen ist verboten und ebenso die anschließende Nachfeier oder der sogenannte Leichenschmaus.

BEISPIEL

Gemeinsam trauern in der Pandemie

Ganz persönlich habe ich in dieser Zeit Folgendes erfahren: Mein Bruder ist während des zweiten Lockdowns verstorben. Glücklicherweise konnte ich mich im Krankenhaus von ihm verabschieden. Nach der Beerdigung haben wir uns als Geschwister am Bahnhof getroffen und gemeinsam eine Currywurst gegessen. Im Regen standen wir auf dem Bahnhofsvorplatzt – es war verboten, diese Wurst in der Bahnhofshalle zu essen –, haben über unseren Bruder gesprochen und hatten als Geschwister noch Zeit füreinander. So trostlos diese Rahmenbedingungen auch waren, so hilfreich war für uns alle diese kleine illegale Nachfeier. Diese Currywurst heißt für mich seitdem „Friedhelm-Gedenkwurst“, benannt nach meinem Bruder. Es war sein Wunsch, noch einmal eine Currywurst zu essen, als es ihm sehr schlecht ging.

Konsequenzen aus den Erfahrungen

Mittlerweile ist die Kritik an den rigiden Besuchsregeln in stationären Einrichtungen des Gesundheitswesens während der ersten beiden Lockdowns unüberhörbar und wird von vielen Institutionen und deren Vertretern deutlich geäußert. Damit so etwas nie wieder vorkommt, wurden im Rahmen des Forschungsprojekts „Palliativversorgung in Pandemiezeiten“ – kurz PallPan, vom Bundesministerium für Bildung und Forschung (BMBF) gefördert – eine nationale verbindliche Strategie für Pandemiezeiten entwickelt. In der einleitenden Begründung zu diesem Projekt heißt es:

> *„Damit schwerkranke und sterbende Menschen sowie ihre Angehörigen im weiteren Verlauf der Pandemie und auch in künftigen Pandemien in vollem Umfang begleitet und unterstützt werden können, braucht es eine nationale, verbindliche Strategie in Form von Handlungsempfehlungen und Best Practice-Beispielen für den praktischen Alltag“ (Bausewein et al. 2021, 3).*

Zum PallPan-Verbund gehören 13 universitäre palliativmedizinische Einrichtungen. Kernstück der Strategie sind 33 konkrete Handlungsempfehlungen, die sich in drei Kapitel untergliedern: Patientinnen und Angehörige unterstützen, Mitarbeitende unterstützen, Strukturen und Angebote der Palliativversorgung unterstützen und aufrechterhalten

Diese Handlungsempfehlungen wurden im Rahmen eines Delphi-Prozesses mit 120 Expertinnen aus den verschiedenen Bereichen des Gesundheitswesens, der Verwaltung und der Politik konsentiert. Die Handlungsempfehlungen 8 – 14 befassen sich mit dem Anliegen, Besuche und Nähe zwischen Patientinnen und Angehörigen zu ermöglichen. So heißt es zum Beispiel in der Handlungsempfehlung 9: „Leiter*Innen der Einrichtungen/Dienste dürfen den sterbenden Menschen nicht den Besuch und die Begleitung durch ihre Angehörigen verweigern“ (Bausewein et al. 2021, 17).

Es würde den Rahmen dieses Buchs sprengen, würde ich auf alle Handlungsempfehlungen eingehen. Sie stehen als PDF-Datei kostenlos zum Download zur Verfügung. (https://zenodo.org/record/5012504). Bleibt nur zu wünschen und zu hoffen, dass diese Empfehlungen die erforderliche Würdigung und Beachtung bekommen.

Exkurs: Von der Menschenwürde

„Es war einmal ein steinalter Mann, dem waren die Augen trüb geworden, die Ohren taub, und die Knie zitterten ihm. Wenn er nun bei Tische saß und den Löffel kaum halten konnte, schüttete er Suppe auf das Tischtuch, und es floss ihm auch etwas wieder aus dem Mund. Sein Sohn und dessen Frau ekelten sich davor, und deswegen musste sich der alte Großvater endlich hinter den Ofen in die Ecke setzen, und sie gaben ihm sein Essen in ein irdenes Schüsselchen und noch dazu nicht einmal satt; da sah er betrübt nach dem Tisch, und die Augen wurden ihm nass. Einmal auch konnten seine zitterigen Hände das Schüsselchen nicht festhalten, es fiel zur Erde und zerbrach. Die junge Frau schalt, er sagte aber nichts und seufzte nur. Da kauften sie ihm ein hölzernes Schüsselchen für ein paar Heller, daraus musste er nun essen. Wie sie da so sitzen, so trägt der kleine Enkel von vier Jahren auf der Erde kleine Brettlein zusammen. ‚Was machst du da?‘, fragte der Vater. ‚Ich mache ein Tröglein‘, antwortete das Kind, ‚daraus sollen Vater und Mutter essen, wenn ich groß bin.‘ Da sahen sich Mann und Frau eine Weile an, fingen endlich an zu weinen, holten alsofort den alten Großvater an den Tisch und ließen ihn von nun an immer mitessen, sagten auch nichts, wenn er ein wenig verschüttete“ (Märchen der Gebrüder Grimm, zitiert nach Jürgensmeier 2018, 240).

Definition und Grundlage der Menschenwürde

In Artikel 1 (1) des Grundgesetzes steht: „Die Würde des Menschen ist unantastbar. Sie zu achten und zu schützen ist Verpflichtung aller staatlichen Gewalt.“ Aus Sicht der Aufklärung wird die Menschenwürde durch die Vernunftbegabtheit des Menschen begründet. Der Mensch hat ein Bewusstsein, er kann denken und entscheiden. Dies ist die Grundlage seiner Menschenwürde. Diese Würde wird auch nicht durch den Verlust des Bewusstseins oder der Vernunft, zum Beispiel bei Menschen mit geistigen Einschränkungen, in Frage gestellt, sondern allein die grundsätzlich vorhandene Möglichkeit ist relevant. Demzufolge sind alle Menschen gleich. Es gibt keine graduellen Abstufungen der Würde, jeder Mensch ist Träger dieser vollständigen Würde. Aus christlicher und anderer monotheistischer Sicht ist die Menschenwürde in der Ebenbildlichkeit Gottes fundiert.

Zusammenfassend lässt sich sagen: Die unantastbare und unteilbare Würde ist das entscheidende Wesensmerkmal des Menschen. Daraus leiten sich alle Grundrechte und auch viele Verbote ab, zum Beispiel das Verbot der Euthanasie, der Folter oder der medizinischen Versuche.

Menschenwürde als individueller Gestaltungauftrag

Menschenwürde ist uns gegeben, aber es gilt auch, sie zu schützen und zu bewahren, denn sie ist immer auch bedroht. An das Individuum gerichtet bedeutet das, sich gemäß der eigenen Würde zu verhalten, also u.a. seine Triebe und Emotionen zu steuern. Das unterscheidet den Menschen zum Beispiel vom Tier. Ein Tier lebt seine Triebe ungebremst und uneingeschränkt aus. Der Mensch lernt im Laufe seiner Erziehung, diese zu beherrschen und situationsangemessen zu stillen. So wird er eben nicht seinem Sexualtrieb ungebremst in aller Öffentlichkeit nachkommen. Und es entspräche auch nicht der Würde des Menschen, seinen Hunger zu jeder Zeit und an jedem Ort zu stillen, zum Beispiel, um einmal ein sehr drastisches Beispiel zu wählen, am offenen Grab der eigenen Mutter genüsslich einen Hamburger zu verspeisen

Auf diesen Gestaltungsauftrag zielt insbesondere der Philosoph und Schriftsteller Peter Bieri in seinem Buch „Eine Art zu leben – Über die Vielfalt menschlicher Würde“ ab (Bieri 2015, 13). Bieri hält sich nicht damit auf, Menschenwürde an sich zu definieren, sondern er beschreibt menschliches Verhalten in Hinblick auf Menschenwürde. Dieses Verhalten unterteilt er in drei Dimensionen. Die erste Dimension befasst sich mit der Art, **wie Menschen von anderen Menschen behandelt werden**. Die damit einhergehende Leitfrage „Was alles kann man jemandem wegnehmen, wenn man seine Würde zerstören will?“ verdeutlicht einmal mehr, dass Würde vor allem in ihrer Negation erfasst werden kann.

Die zweite Dimension widmet sich **dem eigenen Handeln**, also der Frage, wie ein Individuum die Mitmenschen, mit denen es zusammenlebt, behandelt und welche Einstellung es zu ihnen hat. Die dazu gehörende Leitfrage lautet: „Welches Muster des Tuns und Erlebens den anderen gegenüber führt zu der Erfahrung, dass ich mir meine Würde bewahre, und mit welchem Tun und Erleben verspiele ich sie?“

Und schließlich geht es in der dritten Dimension um die Art, **wie ein Subjekt zu sich selbst steht.** Die Frage zur Beziehung des Subjektes zu sich selbst lautet: „Welche Art, mich selbst zu sehen, zu bewerten und zu behandeln, gibt mir die Erfahrung der Würde?“ Wer sich unterwürfig verhält oder sich selbst verleugnet, fügt sich selbst eine Verletzung seiner eigenen Würde zu.

So bewegen wir uns im Zusammenhang mit Würde in dem Spannungsfeld Menschsein – Menschwerden. Unter dem Aspekt des Menschseins ist unsere Würde zu jeder Zeit und in jeder Situation unteilbar vollständig gegeben. Unter dem Aspekt des Menschwerdens ist es uns als Auftrag gegeben, uns ihrer gemäß zu entwickeln und zu verhalten. Ein Säugling hat noch kein Schamgefühl und verlangt nach sofortiger Befriedigung seiner Bedürfnisse. Im Zuge der Persönlichkeitsentwicklung lernt der Mensch, achtsam und situationsgerecht mit seinen Bedürfnissen umzugehen. Robert Seethaler schreibt dazu in seinem Buch „Das Feld“:

„Es wird ja so vieles würdelos, wenn es aufs Ende hin geht. Das meiste eigentlich. Die Spritzen und die Haushaltshilfen. Die Pillen und die Stützkorsette. Das ganze Strampeln um die allerletzte Lebendigkeit. Und dann diese Hemden, die hinten bei jedem Schritt auseinanderflattern. Ein faltiger Hintern ist genauso würdelos wie eine Lüge auf dem letzten Drücker. Ohne Würde ist der Mensch ein Nichts. Solange es geht, sollte man sich selbst darum bemühen. Sobald es jedoch aufs Ende hingeht, kann einem die Würde nur mehr geschenkt werden. Sie liegt im Blick der anderen“ (Seetaler 2018, 188).

Der Auftrag der Kranken- und Altenpflegerinnen besteht darin, diese gefährdete Würde der Schwachen, Kranken und Alten zu schützen und sie ihnen zuzusprechen. Dieses Zusprechen von Würde geschieht tatsächlich durch die Art und Weise der Ansprache, durch den Respekt und die Achtung vor jedem Menschen, der nun, am Ende seines Lebens angekommen, darauf angewiesen ist, diese Würde im Blick des anderen zu erfahren.

Der gesellschaftliche Auftrag

Der Gestaltungsauftrag ist gleichwohl auch ein gesellschaftlicher Auftrag. Viele Gesetze schützen die Würde des Menschen, und dennoch ist sie ständig bedroht. Auch heute leben Menschen in sklavenartigen Beschäftigungsverhältnissen, werden Frauen benachteiligt, in dem sie zum Beispiel nach wie vor in Deutschland schlechter bezahlt werden als Männer. Nach wie vor werden Geflüchtete in menschenunwürdigen Unterkünften zusammengepfercht, findet Folter statt. Hunger, Krankheit und Brutalität raffen ungezählte Menschen dahin, ehe sie sich überhaupt Gedanken um ihre Würde machen können. Es ist ein weiter, schier endlos scheinender Weg, bis die Würde aller Menschen dieses Planeten gewahrt und sicher geschützt sein wird.

An uns gerichtet bedeutet der Gestaltungsauftrag, alles zu unterbinden, was diese unantastbare Würde bedroht, und alle Anstrengungen zu unternehmen, um die Würde eines jeden Menschen sicherzustellen. Und am Ende, wenn der Mensch nicht mehr fähig ist, sich gemäß seiner Würde zu verhalten, dann liegt es an uns, ihm diese Würde weiterhin zuzusprechen. Wir sollten dafür sorgen, dass Menschen dort, wo die Möglichkeit für ein würdevolles Sterben besteht, nicht qualvoller und verzweifelter und einsamer sterben müssen als nötig.

Würdevolles Sterben

Was ein Sterben in Würde beinhaltet, bleibt nach wie vor diffus und unklar. Im Umkehrschluss führt allerdings die Erfahrung, dass etwas nicht gut war, dass ein Sterbeprozess ungut verlaufen ist, zu der Schlussfolgerung, dass es ein unwürdiges Sterben gewesen sei. Ein würdevolles Sterben wird am ehesten mit der Vorstellung verbunden, dass Menschen ohne großes und vermeidbares Leiden gestorben sind, und vor allem, dass Menschen gemäß ihrer Werte und Wünsche sterben durften. Man könnte auch sagen, dass das Sterben wie eine ultimative Verdichtung des Lebens gesehen wird, eine letzte Sichtbarkeit jener Werte, für die es sich zu Leben gelohnt hat. Für zahlreiche Menschen ähnelt die Sterbephase einer Lebensbilanz. Roland Dworkin, ein amerikanischer Moralphilosoph, schreibt dazu in seiner Studie „Die Grenzen des Lebens": „[...]die Art, wie wir über das Sterben denken und reden – der Wert, den wir darauf legen, daß es in Würde geschehen soll, – zeigt, wie wichtig es ist, daß das Leben angemessen endet, das heißt, daß der Tod mit unseren Vorstellungen darüber über einstimmt, wie wir gelebt haben möchten"(Wils 2007, 265).

4 Auswirkungen auf die Pflegekräfte

In den beiden vorangehenden Kapiteln ging es um die verschiedensten Arten und Anlässe von schwierigen Abschieden. Obwohl es lediglich um eine Auswahl solcher belastenden Abschiede gehen konnte, fällt auf, dass es unzählige Gründe gibt, warum Menschen unter schwierigen Umständen sterben. Es scheint eher selten der Fall zu sein, dass Menschen sanft oder würdevoll entschlafen. Die Wahrscheinlichkeit, dass Menschen unter erschwerten Bedingungen ihr Leben beenden, ist recht groß. Dazu schreibt der Arzt Sherwin B. Nuland in seinem viel beachteten Buch „Wie wir sterben“:

> *„Das Bemühen um Würde scheitert, wenn der Körper uns im Stich läßt. In seltenen, sogar höchst seltenen Fällen mögen einmalige Umstände dafür sorgen, daß ein Mensch mit ausgeprägter Persönlichkeit sein Leben in Würde beschließt. Daß so viele günstige Faktoren zusammenkommen, ist jedoch ungewöhnlich und darf nur bei sehr wenigen Menschen erwartet werden“ (Nuland 1994, 18).*

Pflegekräfte begleiten die Sterbenden, nehmen teil an deren Abschiedsprozessen. Doch in der Regel wissen sie nicht sehr viel über das Leben dieser Menschen, über deren Vorstellungen und Werthaltungen. Ausschnittartig, als sei es ein winziges Puzzlestück des gesamten Lebens, nehmen sie nun teil an einer extrem bedeutsamen und zutiefst intimen Lebensphase eines Menschen. Auch sie haben den Wunsch und die Idealvorstellung von einem würdevollen Sterben, wie dies in der Ausbildung als wichtige Priorität gelehrt wurde und wird. Schon 2012 schreibt Irmhild Saake, eine Sterbeforscherin an der Universität München, in ihrem Artikel „Sterben vor Publikum“:

> *„...alle Beteiligten werden mit einbezogen, um den Sterbenden im Kreis seiner Familie auf immer zu verabschieden. Was zuvor vernachlässigt wurde, wird nun optimiert“ (Saake 2012, 158).*

Dennoch müssen Pflegende allzu oft mit ansehen, wie dieses Sterben ein schweres, ungutes, unversöhntes, unvorbereitetes und leidvolles Sterben ist. Das bleibt für sie nicht ohne Folgen. Auf drei mögliche Auswirkungen werde ich im Folgenden näher eingehen.

4.1 Überforderung

Definition und Beschreibung

Von Überforderung wird gesprochen, wenn die Ressourcen oder Fähigkeiten nicht mehr ausreichen, um eine der Situation entsprechende Leistung zu erbringen. Dabei kann es sich um die unzureichende Leistungsfähigkeit einer Person, einer Organisation oder eines Systems handeln. Die Überforderung kann objektiv gegeben sein oder subjektiv empfunden werden. Für den sozialen Menschen ist es charakteristisch, dass er dazu neigt, äußere Anforderungen zu internalisieren und sie in Regeln, Motive und Wünsche umzuwandeln. So besteht zumeist ein enger Zusammenhang zwischen objektiv gegebener und subjektiv empfundener Überforderung. Eine subjektiv empfundene Überforderung tritt dann ein, wenn die an sich selbst gestellten Rollenerwartungen besonders ausgeprägt sind. Es besteht eine Diskrepanz zwischen den eigenen Idealvorstellungen und den vorhandenen Möglichkeiten. Zudem werden die wahrgenommenen Anforderungen als fremd empfunden, oder man hat den Eindruck, sich ihnen ohnmächtig unterwerfen zu müssen.

In der Arbeitswelt tritt Überforderung auf, wenn entweder der Arbeitsumfang zu groß ist oder die Anforderungen in fachlicher oder emotionaler Hinsicht über das Leistungsvermögen der beauftragten Person gehen. Nach Mihaly Csikszentmihalyi, einem ungarischen Psychologen, besteht eine ideale Anforderungssituation dann, wenn die Anforderungen einen gewissen Anreiz bedeuten, also als Herausforderung betrachtet wird, die als bewältigbar eingeschätzt werden. Der Mensch befindet sich dann in einem Flow (Csikszentmihalyi 2012, s. Abb. 2). Flow (engl. „Fließen, Rinnen, Strömen“) bezeichnet das Gefühl der völligen Vertiefung und des Aufgehens in einer Tätigkeit. Man kann es auch als Schaffens- bzw. Tätigkeitsrausch beschreiben. Bei einer Unterforderung treten Langeweile oder Frustration auf, bei einer Überforderung Stress und Angst. Auf die Folgen der Überforderung wird im Weiteren noch näher eingegangen.

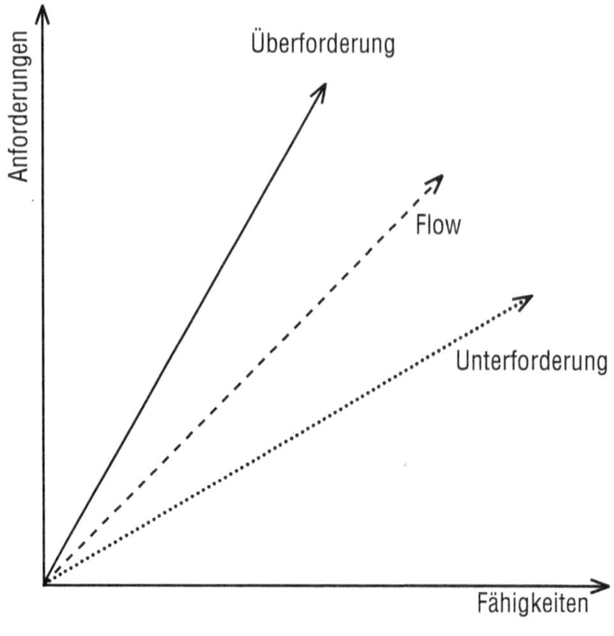

Abb. 2: Der Flow-Effekt nach Mihaly Csikszentmihalyi

Überforderung als gesellschaftliches Phänomen

Die Statistiken der Krankenkassen konstatieren seit Jahren eine deutliche Zunahme von psychischen Erkrankungen wie Depression, Erschöpfung, Burnout. Der Anteil von psychischen Erkrankungen bezogen auf die Gesamtzahl der Ursachen von Arbeitsunfähigkeit von versicherungspflichtig Beschäftigten hat nach dem Gesundheitsreport der DAK kontinuierlich zugenommen. Gab es 1997 auf 100 Versicherte im Durchschnitt 2,5 Tage psychisch bedingte Arbeitsunfähigkeit, so waren es 2019 7,4 Tage. Somit stehen psychische Erkrankungen nach den Erkrankungen des Bewegungsapparates an zweiter Stelle der Gründe für Arbeitsunfähigkeit (Marschall et al. 2020). Als mögliche Ursachen werden Leistungsverdichtung, Digitalisierung, Intensivierung und Beschleunigung der Arbeitsprozesse, zunehmende Mobilität und Konkurrenzdruck vermutet.

Allerdings sind es nicht nur die gesteigerten Anforderungen der Arbeitswelt, sondern gleichermaßen gesamtgesellschaftliche Erscheinungen auch außerhalb der Arbeitswelt, die zu Überforderungen führen. Auf drei dieser Phänomene will ich kurz eingehen:

In modernen Gesellschaften besteht eine große Wahlfreiheit. Diese beginnt bei der Wahl der Marmeladensorte und -marke im Supermarkt und endet möglicherweise bei der Wahlfreiheit bezüglich gesamter Lebensentwürfe, zum Beispiel der Frage, ob ich eine Familie gründen möchte oder als Single die Welt erkunden will. Permanent müssen Menschen sich zwischen den verschiedensten Optionen entscheiden. Und diese Entscheidungen müssen nicht nur richtig, sondern sollen „optimal" sein. Das strengt an und erschöpft.

Ein weiteres Phänomen ist die drastische gesellschaftliche Beschleunigung. Aufgrund der Digitalisierung werden Geldsummen, Bilder, Informationen in Bruchteilen von Sekunden über den gesamten Globus übermittelt und führen zu einer gravierenden Verdichtung der Zeit. Produktion, Kommunikation und Verkehr wird immer schneller. Dies ist mit der menschlichen Natur nur schwer vereinbar:

> *„Schließlich ist unser Leib mit seinen rhythmisch-zyklischen Zeiten, seiner Erholungsbedürftigkeit, seiner Langsamkeit und seiner Bindung an vertrauter Umgebung ein eher konservatives Gebilde, das mit ständiger Beschleunigung und Virtualisierung in Konflikt geraten muss" (Fuchs et al. 2018, 10).*

Des Weiteren nimmt die Fülle kommunikativer Prozesse stetig zu. In allen sozialen Gruppen, in denen Menschen eingebunden sind, finden permanente Informations- und Abstimmungsprozesse statt. Das können Kita-, Schul-, Vereins- und politische oder religiöse Verbände sein, Freundeskreise oder Nachbarschaftsstammtische. Die Informationsmenge, die aufgenommen wird und auf die reagiert werden muss, ist beachtlich und steigt bei jungen Familien, deren Kinder neben Schule oder Kita noch in den verschiedensten nachmittäglichen Aktivitäten eingebunden sind, um eine weitere beachtliche Menge an. Deshalb wird unsere Gesellschaft auch als eine „erschöpfte Gesellschaft bezeichnet (Grunewald 2015).

Überforderung der Pflegekräfte

Pflegekräfte als Teil dieser Gesellschaft leben, genau wie alle anderen, in diesen gerade beschriebenen Anforderungssituationen, und der überwiegende Teil der Pflegepersonen ist weiblich. Es ist erwiesen, dass immer noch der größte Teil der Familien- und Hausarbeit von Frauen bewältigt werden muss. Zusätzlich zu den privaten Aufgaben werden sie nun in ihrem Job im Gesundheitsbereich mit weiterem Stress konfrontiert: mit Unterbesetzung und einer zunehmenden Arbeitsverdichtung (s. 3.2). Diese Arbeitsverdichtung besteht vor allem in einer permanent zunehmenden Dokumentationspflicht, in den immer kürzer werdenden Verweildauerzeiten der Patienten im Krankenhaus und dem ökonomischen Druck, der von den Trägern der Gesundheitssysteme an die Pflegekräfte weitergegeben wird.

In diesem Kontext sollen Pflegekräfte eine individuelle Sterbebegleitung durchführen. So heißt es in § 5 des Pflegeberufegesetzes:

> *„Pflege im Sinne des Absatzes 1 umfasst präventive, kurative, rehabilitative, palliative und sozialpflegerische Maßnahmen zur Erhaltung, Förderung, Wiedererlangung oder Verbesserung der physischen und psychischen Situation der zu pflegenden Menschen, ihre Beratung sowie ihre Begleitung in allen Lebensphasen und die Begleitung Sterbender. Sie erfolgt entsprechend dem allgemein anerkannten Stand pflegewissenschaftlicher, medizinischer und weiterer bezugswissenschaftlicher Erkenntnisse auf Grundlage einer professionellen Ethik. Sie berücksichtigt die konkrete Lebenssituation, den sozialen, kulturellen und religiösen Hintergrund, die sexuelle Orientierung sowie die Lebensphase der zu pflegenden Menschen. Sie unterstützt die Selbstständigkeit der zu pflegenden Menschen und achtet deren Recht auf Selbstbestimmung."*

Pflegekräfte wollen diesem Anspruch gerecht werden. Sie verstehen Sterbebegleitung als wesentlichen Bestandteil ihrer Arbeit. Doch gerade Sterbebegleitung erfordert ein großes Maß an Einfühlungsvermögen und Zeit. Wie kann das geleistet werden, wenn Pflegekräfte ständig an ihrem Leistungslimit arbeiten? Insbesondere in der stationären Altenhilfe ist es in der Regel auf Grund der knappen Personaldecke ausgeschlossen, dass Sterbende eine Begleitung erfahren, die gemäß dem oben zitierten Paragrafen des Pflegeberufegesetzes stattfindet. Manche Pflegeheime kooperieren deshalb mit ambulanten Hospizvereinen. Dann übernehmen geschulte Ehrenamtliche diese wichtige Aufgabe, insbesondere dann, wenn keine Zu- oder Angehörigen vorhanden sind, die den Sterbenden Beistand leisten.

Doch nicht nur der Arbeitsumfang führt zu Überlastung und Überforderung, sondern auch die an die Pflegekräfte gestellten emotionalen Anforderungen. Gerade im Kontext von erschwertem Sterben wird den Pflegkräften eine anspruchsvolle Selbstreflexion und Gefühlsarbeit abverlangt. Erinnert doch das Sterben anderer immer auch an die eigene Sterblichkeit. So zitiert die Sterbeforscherin Saake einen Ethikprofessor, der seine Schwägerin im Sterbeprozess begleitete, folgendermaßen:

„[...]Dass in Wirklichkeit wir alle Sterbliche sind und dass das Faktum darin besteht, dass sie [die Schwägerin] zehn, 20, 30 Jahre weniger an Leben hat als die anderen und dass unsere Grundbefindlichkeit die gleiche ist, das geht vollständig verloren [...] Und da ist mir deutlich geworden in diesem Einzelfall, dass nur, wenn ich den Tod im Sinne dieser absoluten Ohnmacht und im Sinne dieser absoluten Vereinzelung ernst nehme und dies auch für mich realisiere, als einen ganz wesentlichen Bestandteil meiner eigenen Lebensform, dass ich dann überhaupt die Möglichkeit habe, den anderen zu begleiten" (Saake 2012, 166–167).

Vielleicht sind das sehr hohe Ansprüche, die hier formuliert werden, doch kann in der Tat die notwendige Empathie nur dann geleistet werden, wenn Pflegekräfte sich als ganze Personen mit ihrem ganz eigenen Empfinden und selbstverständlich auch mit ihrem professionellen Know-how in die Beziehung zum Sterbenden hinein begeben. Diese erforderliche Empathie kostet viel Kraft. Auf das Wesen und die Funktion von Empathie wird im Kapitel 6 noch näher eingegangen.

Nun zeichnen sich Pflegekräfte dadurch aus, dass sie vom Grundsatz her gerne helfen wollen. Zu helfen oder etwas Gutes zu tun, ist grundsätzlich etwas Positives und ein natürliches und gesundes Bedürfnis des Menschen. Doch wenn der Helfer durch seine „Selbstaufopferung" sein Bedürfnis nach Zugehörigkeit und nach Bestätigung des Eigenwerts befriedigt, dann hat dieses Helfenwollen möglicherweise eine pathologische Ausprägung. Der Helfer hilft, um damit sein eher schwach ausgeprägtes Selbstwertgefühl zu stärken. Während solidarische Hilfe primär am Nutzen dessen ausgerichtet ist, der die Hilfe empfängt, ist pathologisches Helfen an egozentrischen Motiven und unbewussten psychischen Bedürfnissen des Helfers ausgerichtet. Der Psychoanalytiker Schmidtbauer hat bereits 1977 diese Zusammenhänge in seinem Buch „Die hilflosen Helfer" veröffentlicht und den Begriff des „Helfersyndroms" geprägt (Schmidtbauer 1977).

Sich von der Anerkennung durch andere abhängig zu machen, wird zumeist bereits in der Kindheit erlernt. Betroffene halten sich nur dann für liebenswert und wertvoll, wenn sie sich opfern, dafür Bestätigung durch andere bekommen und so eine Aufwertung ihres Selbst erfahren. Sie verlernen es, ihre eigenen Wünsche, Bedürfnisse und körperlichen Grenzen zu sehen wie auch selbst Hilfe anzunehmen. Dabei versuchen sie ein Ideal zu verkörpern, das sie selbst bei ihren Eltern oder generell in der eigenen Kindheit vermisst haben. Es ist naheliegend, gerade in den Berufen, die zu den sogenannten Helferberufen zählen, eine überdurchschnittlich hohe Zahl an Menschen zu vermuten, die von diesem „Helfersyndrom" betroffen sind. Unabhängig von der schwierigen Gesamtsituation sind diese Menschen in besonderem Maße gefährdet, an den Folgen von Stress oder an Burnout zu erkranken.

Diese Gefahr besteht auch für psychisch belastbare Pflegekräfte. Die Rahmenbedingungen, in denen Pflege stattfindet, sind nach wie vor schwierig. Die körperlichen und seelischen Belastungen führen zu erhöhten Fehlzeiten, die wiederum die Arbeitsbelastung der verbliebenen Pflegekräfte weiter erhöhen. Ein Teufelskreis mit fatalen Folgen. Die Gründe für Überforderung sind unübersehbar, und Hochachtung und Wertschätzung gilt allen Pflegekräften, die diese wichtige Arbeit täglich leisten.

4.2 Schuld und Schuldgefühle

Ob durch eigene Fehler oder nicht – Pflegende geraten ständig in Situationen, die sie mit ihrem Gewissen hadern lassen. Dies geschieht insbesondere bei der Sterbebegleitung unter erschwerten Bedingungen. Die schwierigen Rahmenbedingungen der Pflege im Allgemeinen und der problematische Kontext, in dem das Sterben stattfindet, machen es oft unmöglich, den eigenen Ansprüchen zu genügen. Darüber hinaus führen Überforderungssituationen unweigerlich zu vermehrten Fehlern und abwertenden Gedanken bis hin zu unterschwellig aggressivem Umgang mit den Patienten. So bleibt es nicht aus, dass Pflegekräfte nicht immer eine angemessene Pflege leisten können und daraus folgend unter Schuldgefühlen leiden.

Allgemeines über Schuld und Schuldgefühle

Schuld und das Gefühl von Schuld sind zentrale Gegebenheiten der menschlichen Existenz. Als Ausdruck seiner Freiheit ist nur der Mensch im Gegensatz zum Tier zur Schuld fähig. Doch zunächst einmal ist es wichtig, zwischen Schuld und Schuldgefühlen zu unterscheiden. Schuld hat mit Fehlverhalten zu tun. Nach Matthias Hirsch, einem Psychiater, Psychoanalytiker und Buchautor, wird man „schuldig am anderen, am Gegenüber oder an sich selbst als Objekt des Handelns. Deshalb ist Schuld vornehmlich eine Sache von Religion und Philosophie, schließlich geht es um sittliche Maßstäbe des Verhaltens im Zusammenleben der Menschen und um ihr Sein und die Verantwortung dafür" (Hirsch 2017, 12f.). Schuld ist also von Werten, Gesetzen und Verhaltenscodes und -normen einer Kultur bestimmt. Um ein Schuldbewusstsein zu haben, braucht es eine Instanz. Diese kann je nach Situation entweder das persönliche Gewissen, das Gesetz oder auch metaphysischer Natur (Gott) sein. Schuldbewusstsein entsteht durch einen kognitiven Vorgang, in dem das eigene Handeln bewertet wird.

Schuld wird dagegen als Ergebnis einer Prüfung tatsächlicher Verantwortung, des vorhandenen Wissens, der Entscheidungsspielräume und Absichten objektiv festgestellt. Reale Schuld ist klar abgegrenzt und bezieht sich auf ein eindeutig zu benennendes Ereignis. Wer Schuld annimmt, zieht daraus Konsequenzen für die Zukunft, er lernt aus seinen Fehlern. Schuldig werde ich, wenn ich

- etwas besser gewusst habe,
- etwas besser gekonnt hätte,
- etwas auch so beabsichtigt habe.

Unter Schuldgefühlen versteht man einen innerpsychischen Vorgang, es handelt sich dabei also um eine Emotion. Schuldgefühle können die Folge von realer Schuld sein (Schuldbewusstsein). Sie können aber auch irrational sein, wenn sie sich nicht auf vorwerfbare Normverletzungen beziehen, sondern diffuse Ursachen haben.

Irrationale Schuldgefühle fühlen sich an wie monströse Lasten, riesig im Vergleich zu der tatsächlichen Verantwortung, die jemand zu übernehmen hat. Sie gründen sich auf die oft unbewusste Anmaßung der Omnipotenz, d. h. auf die Vorstellung, alles wissen oder in seinen Folgen überblicken zu können und für alles verantwortlich zu sein oder alles durch eigenes Handeln beeinflussen zu können. Dann beziehen die Schuldgefühle sich nicht mehr nur auf eine Tat, sondern in ihnen verurteilen die Betroffenen sich selbst als Person. In diesem Fall bekommt das Gefühl eine große Nähe zur Scham.

Nach Giovanni Frazzetto, einem italienischen Molekularbiologen und Schriftsteller, treten Schuldgefühl und Scham oft gemeinsam auf. Die Gemeinsamkeit besteht darin, dass beide unser moralisches Sein ansprechen. Im Gegensatz zur Scham ist das Schuldgefühl allerdings eine private und einsame Erfahrung. Menschen grübeln über ihre Fehler. Scham ist öffentlich, denn sie wird durch die Begegnung mit anderen Menschen und deren vermeintliche Urteile über das eigene inakzeptable Fehlverhalten ausgelöst. Scham hat ein Publikum. Ein weiterer Unterschied besteht in der physiologischen Reaktion. Bei Scham errötet ein Mensch, nicht jedoch bei Schuldgefühlen (Frazzetto 2016).

Allerdings ist eine klare Abgrenzung zwischen realer Schuld und irrealen Schuldgefühlen noch längst nicht immer möglich. Dazu ist das Leben viel zu komplex und sind die innerpsychischen Vorgänge vielfach verborgen.

Die Voraussetzung, um schuldig zu werden und unter Schuldgefühlen zu leiden, besteht in der Freiheit des Menschen. Menschen haben hinsichtlich ihres Handelns Wahlmöglichkeiten, sie können sich entscheiden zwischen mehreren Optionen. Wenn dieses Handeln unmittelbar oder mittelbar negative Auswirkungen auf andere hat oder Normen verletzt, die in einer Gesellschaft gelten, explizit niedergelegt in Strafgesetzbüchern oder implizit enthalten in Sitten und Konventionen, dann wird ein Mensch schuldig. Besonders kompliziert wird es, wenn sich Menschen in sogenannten Dilemmasituationen befinden, das heißt, wie auch immer sie entscheiden, sie machen sich schuldig. Solche Dilemmasituationen sind in zahlreichen Romanen und Filmen verarbeitet worden.

BEISPIEL

Ethisches Dilemma
Im Oktober 2016 sendeten die ARD den Spielfilm „Terror- Ihr Urteil", in dem das Verhalten eines Piloten im Rahmen einer Flugzeugentführung verhandelt wird. Die Entführer hatten gedroht, die Passagiermaschine über einem vollbesetzten Fußballstadion zum Absturz zu bringen. Auf Veranlassung des Nationalen Lage- und Führungszentrums für Sicherheit im Luftraum stiegen daraufhin zwei Kampfjets auf und versuchten erfolglos, den Airbus abzudrängen. Nachdem auch auf einen Warnschuss keine Reaktion erfolgte, erbat der Pilot einer der beiden Kampfjets vergeblich den Befehl zum Abschuss der entführten Maschine über unbewohntem Gebiet. Schließlich entschloss er sich, eigenmächtig zu handeln, und schoss den Airbus ab. Alle 164 Passagiere starben, während die Leben der 70.000 Besucher des Fußballstadions gerettet wurden. Im Prozess wurde die Frage verhandelt, ob der Pilot des Mordes an 164 Menschen schuldig sei (Das Erste 2016).

Schuld und Schuldgefühle in der Sterbebegleitung

In jedem sozialen Arbeitsfeld und insbesondere, wenn Menschen sterben, stellen sich die Verantwortlichen die Frage nach dem richtigen Handeln. Wenn dieses Sterben dann noch ein erschwertes Abschiednehmen ist, ein unversöhntes, unvorbereitetes oder langes und quälendes, dann bleibt es nicht aus, dass sich kritische Fragen aufdrängen, zumal sich die Sterbenden in der Regel nicht mehr äußern können.

> *„In der Begleitung von Schwerstkranken und Sterbenden kann jenes fragend-unbestimmte Gefühl zurückbleiben: Habe ich das Richtige getan? Bleibe ich nicht hinter den Bedürfnissen des Kranken zurück? Handele ich nicht sogar gegen sie" (Stähli 2004, 48–49)?*

Oft können diese Fragen nicht befriedigend beantwortet werden. Zurück bleibt ein diffuses Gefühl von Unzulänglichkeit und Schuld.

Schuld und Schuldgefühle treten insbesondere dann auf, wenn die Rahmenbedingungen ungünstig sind und/oder wenn die individuelle Situation der verantwortlichen Pflegekraft ein erhöhtes Risiko birgt. So muss aus zeitlichen bzw. personellen Gründen häufig auf eine aktivierende Pflege bei Seniorinnen und Senioren verzichtet werden, obwohl es für die Betroffenen angezeigt wäre.

Ungünstige Rahmenbedingungen sind:

- Arbeitsüberlastung z.B. durch lange Arbeitszeiten,
- zu kurze Pausen,
- unzureichende Personalausstattung einer Abteilung,
- Konflikte innerhalb des Teams,
- rigide hierarchische und autoritäre Strukturen,
- unzureichende Besprechungskultur,
- fehlende ethische Fallkonferenzen,
- Schuldzuweisungen von An- und Zugehörigen an das Team.

Individuelle Risikofaktoren sind:

- Rollenkonflikte (zum Beispiel Unvereinbarkeit zwischen der Aufgabe als Pflegekraft, den Anweisungen der Ärztin zu folgen, und dem Empfinden als Mensch, mit dem Befolgen dieser Anweisungen lediglich das Leiden des Patienten und seiner Angehörigen zu verlängern),
- überhöhte Rollenanforderungen (z.B. dass Krankenschwestern und Krankenpfleger für jedes Anliegen ihrer Patienten Verständnis aufbringen müssen),
- persönliche Überlastung.

Außerdem sehen sich Pflegekräfte immer wieder mit Dilemmasituationen konfrontiert. Aufgrund der unzureichenden Personalausstattung sind das häufig Situationen, in denen sie sich entscheiden müssen, welchem Patienten jetzt ihre Zuwendung gilt, zum anderen handelt es sich um ethische Konfliktsituationen, z.B. wenn sich Angehörige gegen eine vorliegende Patientenverfügung entscheiden.

Schuld entsteht auch, weil Menschen Fehler machen. Menschen sind begrenzt in ihren Möglichkeiten, wissen nicht alles, können nicht alles vorausschauen und sind nicht unbegrenzt belastbar. Menschen haben manchmal einen schlechten Tag und sind nicht frei von Antipathie und Vorurteilen.

BEISPIEL

Ein Gespräch mit ungutem Ausgang
Im Rahmen einer Hospitation bei einem ambulanten Pflegedienst bat mich ein schwerstkranker Mann um ein persönliches Gespräch. Er könne nicht loslassen und brauche dafür Unterstützung. Dieses Gespräch fand unter schwierigen Umständen statt. Immer wieder musste der Patient sich übergeben, was den Gesprächsfluss jedes Mal unterbrach. Bei der Verabschiedung entschuldigte er sich dafür. Meine Antwort: „Sie müssen sich dafür nicht entschuldigen. Sie sind ein schwerkranker Mann". Ich spürte sofort, dass ich den Mann damit verletzt hatte. Wie ein unsichtbarer Keil war etwas zwischen uns getreten. Zuhause angekommen, wurde mir auch klar, was ich falsch gemacht hatte. Indem ich seine Entschuldigung zurückgewiesen hatte, hatte ich seine Würde verletzt. Ich hatte ihn reduziert auf seine Erkrankung und ihn nicht gesehen als einen Menschen, der sich entsprechend der geltenden Konventionen (nämlich während eines Gesprächs nicht zu erbrechen) verhalten will.

Schuldgedanken und Schuldgefühle haben allerdings gelegentlich auch eine entlastende Funktion. Das ist dann der Fall, wenn aufgrund eines dramatischen Geschehens ein vorhandenes Weltbild ins Wanken gerät oder der Mensch das Schuldgefühl benötigt, um nicht mit anderen belastenden Emotionen konfrontiert zu werden. Die deutsche Trauerbegleiterin Chris Paul beschreibt es folgendermaßen: Wenn die eigene Welt – und damit können Beziehungen, Ordnung und Kontrolle gemeint sein – zerbricht, brauchen die betroffenen Menschen möglicherweise Schuldgedanken als zunächst hilfreichen „Klebstoff" oder als „schützende Hülle". Die vermeintliche eigene Schuld liefert Erklärungen für etwas tatsächlich Unerklärbares. Hier haben Schuldgedanken eine entlastende Funktion. Schuld als affektiv-kognitives Phänomen kann Angehörigen von Sterbenden, Sterbebegleitenden und Sterbenden selbst viele schwierige Fragen zunächst ersparen und Situationen erleichtern (Paul 2010). Schuldgefühle sind in diesem Fall wie eine psychische List zu verstehen, die das Unerträgliche vorübergehend erträglicher macht.

Wenn SterbebegleiterInnen durch Schuldgedanken und Schuldgefühle belastet werden, brauchen sie Entlastung durch Reflexion und Gespräch, um in Form einer Realitätsprüfung die tatsächliche Verantwortung zu klären. Folgende Fragen können helfen, eine reale Schuld von irrationalen Schuldgefühlen zu unterscheiden:

- Um welche konkrete Situation geht es genau?
- Für was bin ich tatsächlich verantwortlich?
- Habe ich wider besseren Wissens oder Könnens gehandelt?
- Welche Motive haben mein Handeln geleitet?

Diese Fragen helfen, Schuldgefühle in eventuell bewusst angenommene Schuld zu verwandeln, die Verantwortlichkeiten zu relativieren oder das Schuldgefühl ganz aufzulösen.

Im zweiten Fall können Schuldgefühle nach und nach abgelöst werden durch das Entwickeln anderer Bindungsmöglichkeiten, z. B. Dankbarkeit gegenüber dem Verstorbenen. Auch das allmähliche Annehmen der eigenen Verletzlichkeit kann helfen, Schuldgefühle abzubauen. Dabei geht es

> *„[…] um das Erleben der Möglichkeit von Vergänglichkeit, der Bedrohung von Sicherheit und Gewissheit, die wir nicht nur im Denken zu fassen versuchen, sondern insbesondere auf körperlicher und seelischer Ebene erfahren: Wir werden verwundet, verletzt, verraten und enttäuscht, sind leidend und krank […]" (Schmidt 2019, 121).*

4.3 Moralischer Stress und seine Folgen

Pflegende haben in der Regel einen hohen Anspruch an die Qualität ihrer Arbeit, das heißt Pflege will in ihrem Handeln Vorstellungen des Guten und Richtigen verwirklichen und ist somit eine Form moralischer Praxis. Allerdings können die Pflegenden diesen Vorstellungen des Guten und Richtigen sehr oft nicht genügen. Zeitmangel, der aus zu knappen Personalressourcen und Arbeitsverdichtung resultiert, zwingt sie, Prioritäten zu setzen und fragwürdige Kompromisse einzugehen. Fast jede Pflegekraft weiß um die gelegten Blasenkatheter, die nicht aus medizinischer Indikation, sondern zur Entlastung der Pflegekräfte gelegt werden, obwohl die Risiken einer aufsteigenden Infektion hinlänglich bekannt sind.

Wer jedoch nicht so handeln kann, wie er es aus ethischen Gründen möchte, erlebt moralischen Stress. So habe ich zum Beispiel während meiner Ausbildung erlebt, wie einem Säugling irrtümlicherweise ein falsches Medikament gegeben wurde. Dieser bekam daraufhin Durchfall, doch dem behandelnden Arzt wurde die falsche Medikation verschwiegen. Ich habe das damals als falsch empfunden, wollte allerdings auch nicht die verantwortliche Kinderkrankenschwester „anschwärzen".

Ethik und Moral

Der Mensch als endliches, leibliches Wesen ist bedürftig, verletzlich, sterblich und in den verschiedensten Phasen seines Lebens auf Unterstützung und Hilfeleistungen anderer Menschen angewiesen. Krankheiten, Behinderungen und Verlust von Körperkontrolle können Kränkungen bedeuten, Schamgefühle verursachen und das Gefühl der eigenen Würde ins Wanken bringen. In der Übernahme einer verantwortungsvollen Sorge für den erkranken bzw. sterbenden Menschen wird die Anerkennung des anderen als **Mit**mensch ausgedrückt. Mitmensch heißt bezogen auf die Helferrolle letztendlich nichts anderes als die Anerkennung der eigenen Verletzlichkeit und Endlichkeit. Durch diese Anerkennung wird eine gewisse Symmetrie in der Beziehung sichergestellt. Freilich ist Pflege als ausgeführte Handlung asymmetrisch, bedingt durch die aktuelle Lebenslage der auf Hilfe angewiesenen Person. Diese fundamentale Asymmetrie verlangt nach einem ethisch verantwortlichen Umgang mit Macht.

Um im Folgenden näher auf den moralischen Stress eingehen zu können, müssen wir zunächst die Begriffe Moral und Ethik klären. Umgangssprachlich werden die beiden Adjektive „moralisch“ und „ethisch“ häufig synonym benutzt. Allerdings ist ihre Bedeutung nicht deckungsgleich.

> *„Moral bezeichnet die Summe aller faktisch vorhandenen respektive gelebten Überzeugungen, Werte und daraus abgeleiteten Verhaltensregeln. [...] Regeln im Umgang mit PatientInnen auf Station, Tischsitten und Verhalten im Straßenverkehr gehören dazu“ (Monteverde 2020, 27).*

Handlungsleitend ist das Gewissen, welches durch kulturelle Prägung bzw. Erziehung gebildet wird.

> *„Unter Ethik wird die kritische Reflexion von Moral verstanden“ (Monteverde 2020, 27).*

Ethik liefert die Begründung des moralischen Handelns. Sie entstand aus dem Drang, über moralisch motiviertes Handeln nachdenken und sprechen zu können. Die Leitfrage lautet: „Was soll ich tun“? Ethik ist somit die Wissenschaft von der Moral und stellt eine Teildisziplin der Philosophie da.

Alltagsstress und moralischer Stress

Alltagsstress

Stress (engl.: Druck, Anspannung; lat.: stringere: anspannen) bezeichnet zum einen ein Repertoire physischer und psychischer Reaktionen, die durch äußere Reize, sogenannte Stressoren, hervorgerufen werden. Diese Reaktionen befähigen den Menschen zur Bewältigung besonderer Anforderungen (z. B. Bereitstellung von Energie für Flucht oder Kampf). Zum anderen charakterisiert der Begriff Stress auch die durch die Stressoren entstehende körperliche und geistige Belastung. Stressoren können physikalischer Natur sein (Kälte, Hitze, Lärm) oder in Form von psychosozialen Belastungen (z. B. Aufgabenkomplexität, Zeitmangel oder Befürchtungen) auftreten. Stress ist die Anpassung des Körpers an diese Stressoren bzw. seine Reaktion auf diese. Stressreaktionen sind vermehrte Adrenalinausschüttung und damit einhergehend Anstieg von Puls, Blutdruck und Blutzucker, Erhöhung der Atemfrequenz, Kontraktion der Gefäße in Haut, Gehirn und Magen-Darm-Trakt, verstärkte Schweißsekretion und eine Reduktion der Darmmotiliät, also des Verdauungsprozesses im Darm.

Hans Seyle, ein ungarischer Arzt, der schon im Jahr 1963 das Phänomen als Anpassungssyndrom bezeichnet hat und als Begründer des Begriffs Stress gilt, unterschied dabei zwischen Eustress und Disstress.

DEFINITION

Eustress: Eine Herausforderung wird als anregend empfunden und erfolgreich bewältigt. Der Stress (bereitgestellte Energie) wirkt anregend auf Immunabwehr, Herz Kreislauf-System und Selbstbewusstsein, und nach dem Stress tritt eine Erholungsphase ein.

DEFINITION

Disstress: Die Belastung wird als unangenehm erlebt, und es tritt keine Entspannung ein. Die bereitgestellte Energie schädigt langfristig den Körper.

Beim Disstress treten sogenannte Stresskrankheiten wie Herz-Kreislauf-Beschwerden, hoher oder labiler Blutdruck, Magen- und Verdauungsbeschwerden, Schlafstörungen, Infektanfälligkeit, Sinken des sexuellen Interesses und Potenzstörungen, Migräne, allgemeine Verspanntheit, Rücken- und Kopfschmerzen bis hin zur allgemeinen Erschöpfungsdepression oder einem Burnout auf.

Moralischer Stress

Folgende Ausführungen beruhen im Wesentlichen auf Berta Schrems Beitrag „Moralischer Stress im Gesundheitswesen" (Schrems 2017). Mit dem Begriff des moralischen Stresses wird dem bis dahin rein psychologisch definierten Stress und Burn-out eine ethische Komponente hinzugefügt. Der US-amerikanische Philosoph Andrew Jameton hat erstmals die psychische Belastung als moralischen Stress bezeichnet, die entsteht, wenn man weiß, was zu tun richtig ist, aber institutionelle Zwänge es fast unmöglich machen, die richtige Vorgehensweise zu verfolgen (Monteverde 2020). Dieses Phänomen des moralischen Stresses wurde von Jameton in der Pflege vorgefunden, was darauf schließen lässt, dass dieser gerade im Pflegeberuf eine hohe Relevanz hat.

Ebenso wie der oben beschriebene psychologische Stress ist auch moralischer Stress die Antwort auf externe oder interne Stressoren.

DEFINITION

Moralischer Stress ist die Reaktion auf ein moralisch herausforderndes Ereignis.

Er ist ein Warnsignal. Nur Menschen mit einem moralischen Bewusstsein, mit Wertvorstellungen und einem individuellen Empfinden für das, was richtig und falsch ist, erleben moralischen Stress. Dieser entsteht etwa, wenn Pflegekräfte aufgrund organisatorischer Mängel oder persönlicher Begrenzungen in Gewissenskonflikte kommen. Kann man darauf adäquat reagieren und bewirkt diese Antwort etwas Positives, so bezeichnet man das als **Eustress**. In diesem Fall hat die betreffende Pflegekraft den Mut, die Themen anzusprechen bzw. schlussendlich doch nach ihrem eigenen Gewissen zu handeln.

BEISPIEL

Befehlsverweigerung

Ich war als Schülerin gegen Ende des ersten Ausbildungsjahres auf einer Kleinkinderstation eingesetzt. Damals, zu Beginn der 1970er Jahre, war es den Eltern nicht erlaubt, die Kinder zu besuchen. Entsprechend hospitalisiert waren viele kleinen Patienten. Damit diese nicht ihre Windeln auszogen und mit dem Stuhlgang hantierten, wurden sie zu den Schlafenszeiten mit Windelkrawatten an den Gitterstäben ihrer Bettchen fixiert. Das war für mich unvereinbar mit meinen Vorstellungen über

> den Umgang mit Kindern. Als ich eines Mittags in die Situation kam, ein Kind entsprechend zu fixieren, verweigerte ich dies. Daraufhin ordnete die Stationsschwester an, meine Mittagspause im Zimmer des Jungen zu verbringen, um ihn am Ausziehen der Windeln zu hindern. Um den Konflikt nicht weiter eskalieren zu lassen, setzte sie mich ab diesem Zeitpunkt nicht mehr bei Kindern mit der geschilderten Problematik ein.

In diesem Beispiel habe ich die Situation zwar als Stress erlebt, schließlich war ich noch in der Ausbildung und von der Stationsleitung abhängig, doch ich war der Situation nicht ohnmächtig ausgeliefert und habe für mich eine Handlungsmöglichkeit gesehen. Insofern würde ich es als moralischen Eustress bezeichnen. Auch wenn sich für die betroffenen Kinder zunächst nichts änderte, musste ich jedenfalls nicht mehr gegen mein Gewissen handeln.

Ist man den Stressoren jedoch machtlos ausgeliefert und erlebt die Belastung negativ, spricht man, vergleichbar dem psychischen Stress, von **Disstress**. Allerdings werden diese Definitionen nicht einheitlich in der Literatur gehandhabt. Bei **moralischen Bedenken** bestehen in herausfordernden Situationen Unsicherheiten, und **moralische Ungewissheiten** sind bestimmt von der Ungewissheit hinsichtlich einer moralischen Entscheidung oder Handlung. Bei einem **moralischen Konflikt** geraten verschiedene Werte oder ethische Prinzipien in Widerspruch, wie es zum Beispiel bei Dilemmata der Fall ist. Die Erfahrung, einer moralisch belastenden Situation tatsächlich oder auch nur scheinbar ohnmächtig gegenüber zu stehen, kumuliert in dem Begriff moralischer Stress.

Drei zentrale Wertekategorien liegen dem moralischem Stress zugrunde: das Wohlergehen der Patientinnen, das Wohlergehen der Mitarbeitenden und die Verteilung der Belastung innerhalb der Gesundheitsberufe. Hamric (2012) fasst die Ursachen von moralischem Stress in drei Kategorien zusammen:

Interne Quellen: wahrgenommene Ohnmacht, mangelndes Wissen über Alternativen oder über die Gesamtsituation

Externe Quellen: wie institutionelle Zwänge wie unzureichende Personalausstattung, mangelnde administrative Unterstützung oder inkompetentes Pflegepersonal

Klinische Quellen: unnötige, nicht sinnvolle oder aggressive Behandlung, die nicht im Interesse der Patienten ist, unzureichende informierte Zustimmung durch den Patienten und mangelnde Wahrheitsfindung, z. B. Wecken falscher Hoffnungen

In der alltäglichen Arbeit geraten Pflegende manchmal in Situationen, in denen sie sich zwischen moralischen Verantwortlichkeiten hin- und hergerissen fühlen. Wie sollen sie sich zum Beispiel verhalten, wenn die Eltern ihrem achtjährigen Sohn dessen Diagnose – ein Hirntumor – verschweigen? Dies kann bei Pflegekräften zur Folge haben, dass sie entweder die Verantwortung gänzlich abgeben oder sich ihrer Verantwortung entziehen und sich somit klein und unbedeutend machen. Distanzierung und Arbeit nach Plan sind weitere Folgen. Oder sie begeben sich in eine hohe Arbeitsbelastung, indem Pflege eben nur noch auf den mechanischen Akt reduziert wird, als ob die hohe Arbeitslast der Betäubung von Emotionen diene. Wiederholen sich derartige Situationen, hat das Einfluss auf das gesamte Wesen der Pflegekraft. Arbeitsunzufriedenheit, Burnout und die Überlegung, den Beruf zu verlassen, sind drei zentrale Auswirkungen von moralischem Disstress. Dieser führt zu Frustration, Zorn, Schuld und Schuldgefühlen, Verlust von Selbstwertgefühl, Scham, Elend und Schmerz. Depression und Albträume, körperliche Symptome wie beim psychischen Stress, Ohnmacht und Trauer werden beschrieben. Im Verhalten von Pflegekräften, die unter anhaltendem moralischem Disstress leiden, kann man drei Muster beobachten: Rückzug aus herausfordernden Situationen, Änderung oder Wechsel der Position oder kontinuierliche Thematisierung.

BEISPIEL

Wenn Geld den Ton angibt

In einem Beratungsgespräch berichtete mir eine Pflegekraft in der ambulanten Intensivpflege von einem langzeitbeatmeten Patienten, den sie entsprechend seinem ausdrücklichen Wunsch intensiv trainiert hatte, zunehmend selbstständig zu atmen. Dadurch wurde eine Verlegung auf eine Weaning-Station, auf der Patienten zum eigenständigen Atmen angeleitet werden, möglich. Mit viel Engagement war es ihr gelungen, einen entsprechenden Platz für diesen Patienten zu finden. Der Arbeitgeber sprach sich vehement gegen diese Verlegung aus, da das finanziell nicht einkalkuliert sei. Die Pflege eines beatmeten Patienten wird von den Krankenkassen mit bis zu 40.000 € monatlich vergütet. Auf diese Einnahmen wollte der Arbeitgeber nicht verzichten. Die Pflegekraft hat wenig später diesen Arbeitsplatz verlassen.

Moralischer Stress in der Sterbebegleitung im Kontext erschwerter Abschiede

Nach den bisherigen Ausführungen ist es naheliegend, dass moralischer Stress gerade im Kontext von Sterbebegleitungen bei erschwerten Abschieden auftreten kann. Erschwerte Abschiede zeichnen sich ja dadurch aus, dass das Sterben entgegen den angestrebten Vorstellungen von einem würdigen Sterben oder sanften Tod stattfindet. Dann leiden Pflegende permanent unter dem Druck, dass ihre pflegerelevanten Entscheidungen von äußeren Aspekten verstärkt beeinträchtigt werden und dadurch alle ihre verfügbaren Handlungsmöglichkeiten ethisch nicht mehr für sie vertretbar sind.

So erleben es Pflegekräfte auf Intensivstationen, dass Patienten, deren Prognose hoffnungslos ist, mithilfe organersetzender Maschinen und einer intensiven Medikation am Leben erhalten bzw. am Sterben gehindert werden. Auf der anderen Seite untersagen Eltern behinderter Neugeborener eine lebenserhaltende Operation, oder Altenheimbewohnerinnen erhalten trotz anders lautender Patientenverfügung eine intensivmedizinische Behandlung. Menschen nach tragischen Suizidversuchen werden sehr aufwändig intensivmedizinisch behandelt, auch dann, wenn das zukünftige Leben ein schwerstbehindertes sein wird, und bei der palliativen Sedierung ist die Abgrenzung zur aktiven Sterbehilfe nicht immer eindeutig.

Die inhaltliche Diversität und Komplexität medizinethischer und pflegeethischer Fragen ist gewaltig, insbesondere im Versorgungskontext vulnerabler Zielgruppen. Wiederholt treten Handlungs- und Entscheidungsunsicherheiten auf, aufgrund situativ divergierender moralischer und fachlicher Bewertungen. Hinzu kommt empfundene Ohnmacht in hierarchischen Strukturen und tradierten Berufsrollen, die durch anhaltendes Wissens- und Kompetenzgefälle stetig verfestigt wird.

Lösungsansätze

Funktionierende Strategien für eine reflektierte Problemlösung sind zunächst der Austausch mit Kolleginnen und Kollegen in einem gut funktionierenden Team und offene Teamberatungen. Dies wären schon erste Schritte. Des Weiteren sind natürlich Supervision, Coaching und ethische Fallgespräche im interdisziplinären Team gute Möglichkeiten zur positiven Bewältigung und dem Aufbau von moralischer Widerstandskraft. Jede Entscheidung im Rahmen professioneller Pflege, vor allem in der Begleitung am Lebensende, sollte bewusst und verantwortungsvoll einem ethischen Abwägungs-, Reflexions- und Begründungsprozess unterzogen werden. Dazu gehören eine interprofessionelle Zusammenarbeit auf Augenhöhe und Implementierungsformen der Ethikberatung – wie etwa Ethikkomitees. Dies ist um einer bestmöglichen Patientenversorgung willen immer wieder einzufordern. Dafür Lösungsmodelle zu entwickeln, kommt derzeit insbesondere der Pflegeethik zu (Kohlen et al. 2019). Dass solche Lösungsansätze dringend Not tun, um die Qualität der Pflege und die Attraktivität des Pflegeberufes zu steigern, zeigt sich in umgekehrter Weise u. a. an dem bestehenden Fachkräftemangel. Eine umfassende und an aktuellen Erkenntnissen ausgerichtete Aus-, Fort- und Weiterbildung zur Unterstützung einer ethischen Kompetenzbildung ist dabei unerlässlich.

Exkurs: Die Kunst der Wertschätzung

Definition und Bedeutung

Wenn man einen Gegenstand wertschätzt, dann bedeutet das, das dieser Gegenstand eine wichtige Bedeutung für den Betreffenden hat. Er ist – ob in materieller oder ideeller Hinsicht sei dahingestellt – wertvoll für den Besitzer. Mit solch einem Gegenstand wird sorgfältig umgegangen. Er wird sicher verwahrt, und wenn er angeschaut oder benutzt wird, geschieht das mit Achtsamkeit. Fragt man Menschen, was sie unter dem Begriff „Wertschätzung" verstehen, kann man folgende Antworten bekommen: „Respekt, Achtung, Anerkennung, Menschenwürde". Viel leichter fällt die Beantwortung der Frage, wenn man nach dem Gegenteil von Wertschätzung fragt. „Geringschätzung, Übersehenwerden, Verachtung, Demütigung, Beleidigung, Verleugnung, Missachtung, Erniedrigung", bekommt man dann zu hören. Woran mag es liegen, dass Menschen sehr viel schneller und leichter negative Gegebenheiten benennen können als positive? Liegt das etwa an unserem sogenannten „katastrophischen" Gehirn, das für negative Gefühle mehr Kapazität aufweist als für positive, oder mag es Ausdruck leidvoller Erfahrungen sein? Die Beantwortung dieser Frage bleibt spekulativ.

„Von Wertschätzung sprechen wir im Allgemeinen, wenn wir einen bestimmten Fokus auf interessante oder erstrebenswerte Wertvorstellungen (insbesondere von anderen) richten und dies mit Aufmerksamkeit, Interesse, Respekt und/oder gar mit wohlwollendem Feedback (Anerkennung) zeigen, […]meist als Aufforderung, die weit verbreitete (subjektiv wahrgenommene bzw. empfundene) Geringschätzung durch mehr wohlwollende und motivierende Anerkennung zu ersetzen" (Enzyklopädie der Wertvorstellungen o. J.).

Wertschätzung löst in fast allen Fällen eine positive Reaktion aus, erwartungsgemäß beim Wertgeschätzten, jedoch ebenso beim Wertschätzenden. Allerdings ist Wertschätzung im Gegensatz zur Anerkennung unabhängig von der Leistung eines Menschen zu verstehen.

Pflegekräfte vermissen häufig diese Wertschätzung. Sie, die sich innerhalb ihrer Berufsausübung immer wieder besonders belastenden Situationen gegenübersehen, verdienen gesellschaftliche Anerkennung und Wertschätzung u. a. in Form angemessener Vergütung und unterstützender Rahmenbedingungen in ihren Berufsfeldern. Solch eine spür- und erlebbare Wertschätzung wäre ein sicheres Fundament, um den Belastungen, insbesondere im Rahmen der Sterbebegleitung bei erschwerten Abschieden, standzuhalten.

Was bewirkt Wertschätzung?
Wahrscheinlich ist der Zustand des Verliebtseins eine Form der ganz besonders stark empfundenen Wertschätzung. Zumindest kann man an Verliebten beobachten, was Wertschätzung bewirkt. Da blüht ein Mensch geradezu auf. Seine Haltung wird aufrechter, das Gesicht strahlt und sein ganzer Habitus drückt Würde und Selbstbewusstsein aus.

Ich erinnere mich an eine Situation, die mir sehr eindrücklich die Wirkung von Wertschätzung veranschaulicht hat:

BEISPIEL

Im Rahmen einer praktischen Abschlussprüfung der Praxisanleiter besuchte ich eine Station der Kinder- und Jugendpsychiatrie. Eine Teilnehmerin hatte für ihre Praxisanleitung das Anleitungsthema „Betreuung eines Jungen bei seinen Hausaufgaben" gewählt. Eine angehende Erzieherin sollte diese Betreuung durchführen Die Aufgabe der Praxisanleiterin bestand darin, die Erzieherin für diese Aufgabe vorzubereiten und dann im Anschluss daran ein Evaluationsgespräch zu führen. Man erklärte mir, dass der betroffene Junge so extrem unter Aufmerksamkeitsstörungen leide, dass er nicht mehr beschulbar sei und von daher stationär aufgenommen worden sei. Er sei kaum in der Lage, sich auch nur fünf Minuten auf eine Aufgabe zu konzentrieren. Überraschenderweise und entgegen aller bisherigen Erfahrungen war der Junge bei dieser Anleitung plötzlich völlig unauffällig. Sehr aufmerksam machte er seine Hausaufgaben und löste mit hoher Konzentration unter anderem recht schwierige Kopfrechenaufgaben. Was war geschehen? Für die Abschlussprüfung der Praxisanleiterin durfte der Junge seine Hausaufgaben im Büro der Psychologin machen. Natürlich wurde er auch im Vorfeld über das Setting unterrichtet, denn schließlich war ich als eine ihm bis dahin völlig fremde Person anwesend. Dadurch hatte der Junge eine besondere Form von Beachtung erfahren. Dazu kam, dass, wie er mir später stolz berichtete, die zu prüfende Praxisanleiterin seine Lieblingspflegekraft sei. Und natürlich wolle er alles daransetzen, dass sie eine gute Note bekäme. Also habe er sich mächtig angestrengt.

Da hat ein kleiner Junge die möglicherweise erstmalige Erfahrung gemacht, dass er wichtig ist, dass es auf ihn ankommt. Und das hat ihn zu Leistungen befähigt, die er bisher nicht erbringen konnte. Das Wissen, **ich bin wichtig**, ich werde wertgeschätzt und beachtet, hat ihn selbstbewusst, stark und leistungsfähig gemacht. Alle seine Symptome, die zu einer stationären Behandlung in der Kinder- und Jugendpsychiatrie geführt haben, waren in dieser Situation wie weggewischt. Mich hat dieses Erlebnis sehr beeindruckt und manche Fragen hinsichtlich pädagogischer Konzepte aufkommen lassen.

Wertschätzung lässt den Menschen an seinen ihn innewohnenden Wert glauben. Sie gibt ihm Würde, Selbstvertrauen, Sicherheit und Geborgenheit. Selbstbewusst nimmt der wertgeschätzte Mensch Herausforderungen an und lässt sich auch von Niederlagen nicht entmutigen, nichtdestotrotz ruht er in sich und kann Glück und Zufriedenheit unabhängig von seinen Leistungen erleben. Wertschätzung benötigt der Mensch für seine Seele, so wie er Nahrung für seinen Körper benötigt.

5 Selbstpflege als Voraussetzung der professionellen Pflege

Ging es in dem vorangehenden Kapitel um die Folgen, die Sterbebegleitungen bei erschwerten Abschieden und zumeist unter ungünstigen Rahmenbedingungen mit sich bringen, so soll es nun darum gehen, wie diesen gesundheitsbelastenden Auswirkungen entgegengewirkt werden kann. Dabei wird in diesem Kapitel der Fokus auf die Individuenzentrierten Interventionen gerichtet sein. Es soll aufgezeigt werden, was jede einzelne Pflegekraft für sich tun kann, um diesen Belastungen standhalten zu können.

Keinesfalls soll damit der Eindruck geweckt werden, dass Pflegekräfte die alleinige Verantwortung für ihr Wohlergehen tragen. Ganz im Gegenteil: Die Verantwortung für Arbeitsbedingungen ist grundsätzlich gesellschaftlicher Natur. Sowohl die Politik als großes Ganzes als auch die jeweiligen Arbeitgeber sind verantwortlich für die Gestaltung des Arbeitsumfelds und der Arbeit an sich. Der eklatante Fachkräftemangel in der Pflege mit seinen Folgen beruht zum Beispiel unter anderem auf weit zurückliegenden politischen Fehlentscheidungen. So war die gesellschaftliche Wertschätzung alter pflegebedürftiger Menschen und derer, die sich um diese Menschen kümmern, über Jahrzehnte hinweg sehr gering. Die Akademisierung der Pflege verlief schleppend, und das Berufsbild der Pflege in Deutschland ist im europäischen Vergleich nach wie vor gekennzeichnet von einer großen Abhängigkeit von ärztlicher Weisungsbefugnis und einem recht kleinen eigenverantwortlichen Handlungsspielraum. Wen wundert es da, dass dieser Beruf für viele junge Menschen wenig attraktiv ist? Wenn auch mittlerweile ein Bewusstsein für diese Problematik vorhanden ist, so sind die Folgen dieses politischen Versagens noch lange nicht behoben. Noch immer ist das Image der Pflegeberufe schlecht, obwohl bereits in den 2010er Jahren verschiedenste Imagekampagnen initiiert wurden (Görres et al. 2015), um dem Fachkräftemangel entgegenzuwirken.

Neben der politischen Verantwortung haben Arbeitgeber die Verantwortung, durch strukturelle Maßnahmen in den von ihnen zu verantwortenden Einrichtungen die Arbeitsbedingungen so zu gestalten, dass Pflegekräfte gesund bleiben, frühzeitige Berufsausstiege vermieden werden und die Motivation der Pflegekräfte erhalten bleibt.

In den folgenden Ausführungen wird es um das Aufzeigen präventiver Verhaltensweisen des Einzelnen gehen. Denn leider ist das Gesundheitsverhalten der Pflegekräfte im Vergleich zur Gesamtbevölkerung eher schlecht. In einem Artikel der Zeitschrift „Prävention und Gesundheit" wird das Gesundheitsverhalten von Pflegekräften im Vergleich zur übrigen Gesellschaft aufgezeigt (Mojtahedzadeh et al. 2021). So fällt das ungesunde Ernährungsverhalten im Kontext der stationären Pflege auf. Insbesondere bei erlebtem Arbeitsstress werden zusätzliche Kalorien konsumiert. Außerdem ist das Mehrschichtsystem ein potenzielles Hindernis, regelmäßige Mahlzeiten einzunehmen, wodurch der Verzehr (ungesünderer) Zwischenmahlzeiten gefördert wird.

Im Vergleich zu anderen Krankenhausberufsgruppen zeigen Pflegekräfte die geringste körperliche Aktivität. Bestehende belastende Arbeitsbedingungen wie die Arbeitsumgebung oder Schichtarbeit sind mögliche Gründe für eine geringe körperliche Aktivität in der Freizeit und daraus resultierendes Übergewicht.

Bereits in der Ausbildung zeigen lernende Pflegerinnen regelmäßigen Nikotinkonsum. Ungenügende Pausenumsetzung ist in der Praxis unter Krankenpflegerinnen häufig. Bei hoher Arbeitsdichte verzichten Pflegekräfte ganz auf Pausen, treten sie später an oder unterbrechen diese. Auffällig ist dabei die aktive wahrgenommene Pauseneinhaltung von Raucherinnen im Vergleich zu Nichtraucherinnen.

Um jedoch den körperlichen und seelischen Belastungen bei der Berufsausübung in der Pflege und hier insbesondere in der Sterbebegleitung bei erschwerten Abschieden standzuhalten, braucht es ein gesundheitsförderliches Verhalten. 2015 wurde das Gesetz zur Stärkung der Gesundheitsförderung und der Prävention (Präventionsgesetz – PrävG) verabschiedet. Prävention und Gesundheitsförderung sollen dort greifen, wo Menschen leben, lernen und arbeiten. Unzählige Angebote der Krankenkassen und Arbeitgeber zur Gesundheitsförderung stehen seitdem jedem Versicherten zur Verfügung. Eine Reduzierung der Fehlzeiten ist allerdings bisher nicht erkennbar.

Vielleicht braucht es einen Bewusstseinswandel, um achtsam und fürsorglich mit sich selber umzugehen. Vielleicht sollte jede und jeder ganz neu einüben, sich wertzuschätzen, sich anzunehmen und zu lieben. (s. Exkurs Kap. 4). Die im Folgenden aufgezeichneten Möglichkeiten der Selbstpflege zielen auf diesen fürsorglichen Umgang mit sich selber. Sie stellen eine Möglichkeit der Stressreduktion und Burnout-Prophylaxe dar.

5.1 Strukturierung und Ritualisierung im Alltag und in der Berufsausübung

Definitionen, Unterscheidungen und Bestandteile

Der Duden gibt als Synonyme für Strukturierung „Arrangement, Inszenierung, Durchführung, Ordnung“ an (Duden online o.J.). Den Alltag oder die Berufsausübung zu strukturieren meint, Handlungen nach einer bestimmten Ordnung und/oder regelhaft auszuüben. In der Berufsausübung ist das unverzichtbar. Sowohl in der vertikalen Struktur, d.h. in der Hierarchie, als auch auf horizontaler Ebene, also innerhalb einer Berufsgruppe oder eines Handlungsfelds, sind durch Organigramme, Dienstanweisungen und Leitlinien Handlungszuständigkeiten und -abläufe vorgegeben. Auch im privaten Leben spielen Strukturen eine Rolle. So gibt der Tag- und Nachtrhythmus in der Regel bestimmte Handlungsabläufe vom Aufstehen über Mahlzeiteneinnahme bis hin zum Zubettgehen vor. Solche Strukturen können minutiös getaktet sein, wie zum Beispiel in einer Familie mit schulpflichtigen Kindern und berufstätigen Eltern, oder fast völlig wegbrechen wie z.B. bei einem arbeitslosen, aus allen Förderungen herausgefallenen Menschen. Vorgegebene Strukturen sagen mir, was ich wann und manchmal auch wie zu tun habe.

Das gilt auch für Rituale. Allerdings sind Rituale in ihrer Bedeutung weitreichender. Nach Lukas Niederberger, einem Schweizer Ritualbegleiter, ist ein Ritual

> *„[…] eine Handlung oder Handlungsabfolge, die zu einem bestimmten Zeitpunkt oder an einem bestimmten Ort, einmalig oder regelmäßig mit emotionaler Beteiligung, mit festgelegten, verständlichen und sinnlich wahrnehmbaren Zeichen oder Gesten, in einem bestimmten Kontext, mit einer tieferen Bedeutung und möglicherweise mit einer auf Zukunft hin ausgerichteten Zusage gestaltet wird […]“ (Niederberger 2020, 17).*

Das Gemeinsame an Struktur und Ritual besteht in der örtlich und zeitlich festgelegten Handlungsabfolge, die in einem bestimmten Kontext stattfindet. Das Besondere des Rituals besteht in der emotionalen Beteiligung und der mit einer tieferen Bedeutung versehenen Symbolik einer Handlung. So gehört das abendliche Zähneputzen zur Tagesstruktur, während die meditative Atemübung ein Ritual darstellt.

Die Funktionen von Struktur und Ritual

Je nach Kontext und Situation sind die Funktionen von Struktur und Ritual mehr psychisch-emotionaler, soziokultureller oder religiös-spiritueller Natur, wobei Letzteres vor allem für Rituale gilt.

Psychisch-emotionale Funktionen

Strukturen und Rituale geben Halt, vermitteln Sicherheit und entlasten. Sie entlasten, weil sie Entscheidungen überflüssig machen. Bei der überwiegenden Mehrheit der westlichen Zivilgesellschaft gehört das abendliche Zähneputzen zur Tagesstruktur. Somit stellt sich nicht mehr die Frage, ob man gerade heute Abend Lust auf Zähneputzen hat, sondern als integraler Bestandteil des Zubettgehens macht man es eben einfach. Der Kampf mit dem sogenannten „inneren Schweinehund“ hat sich erübrigt. Das ist in der Tat sehr entlastend. Zu einem bestimmten Zeitpunkt hat das Individuum, haben eine Gruppe oder eine Gesellschaft beschlossen, einen vorgegebenen Handlungsablauf zu einem bestimmten Anlass oder Zeitpunkt zu tun. Dies verleiht durch seine Wiederholbarkeit dem Leben des Einzelnen Stabilität und Ordnung, was umso wichtiger ist, je stressiger und aufreibender ein Leben ist. Besonders für Pflegekräfte, die durch Schicht- und Wochenendarbeit auf manche strukturgebende Rituale verzichten müssen, ist das Aufrechterhalten anderer Rituale stabilisierend und stellt Ruhe und Ordnung her.

Freilich sollte es ein ausgewogenes Verhältnis zwischen strukturgebenden Gewohnheiten und flexiblen strukturlosen Lebensabschnitten oder-zeiten geben. Ein Übermaß an Gewohnheit und Struktur macht unflexibel und zwanghaft, völlige Strukturlosigkeit führt zu Versäumnissen und Chaos. Wer seinen Alltag diszipliniert durchstrukturiert hat, braucht in den Ferien eine eher strukturlose, nach dem „Lustprinzip“ gestaltete Zeit. Mit dem Eintritt in den Ruhestand, bei Erwerbslosigkeit oder freiberuflich arbeitenden Künstlerinnen gibt es kaum vorgegebene Strukturen im Zusammenhang mit der Unterhaltssicherung. Umso wichtiger ist es dann, unterstützende Strukturen als Entlastung und Ordnung zur Lebensgestaltung zu schaffen.

Soziokulturelle Funktion

Das Bedürfnis nach Zugehörigkeit ist bei aller Sehnsucht nach Autonomie nach wie vor groß. Rituale verbinden Menschen und geben ihnen ein Gefühl der Zugehörigkeit, zum Beispiel das Singen der Fans bei einem Fußballspiel. Für Gruppen und Organisationen bilden Rituale identitätsstiftende Fundamente. So entwickeln Familien ihre ganz eigenen Rituale im Kontext von Geburtstagsfeiern, und Jugendgruppen erzeugen Identität und Zugehörigkeit, indem sie ihre spezifischen Begrüßungs- und Abschiedsgesten geradezu zelebrieren.

Religiös-spirituelle Funktion

Segens- und Schutzrituale sind im religiösen Kontext unverzichtbar. Sei es der gesprochene Segen nach jedem Gottesdienst oder das Segenszeichen der Sternsinger über einer Haustüre. Manche gläubigen Eltern verabschieden ihre Kinder jeden Morgen vor dem Schulweg mit einem Kreuzzeichen auf die Stirn und stellen sie somit unter den Schutz Gottes. Bei den vielen mündlichen Abschlussprüfungen, die ich durchgeführt habe, habe ich immer wieder beobachten können, dass Prüflinge einen Talisman oder einen bestimmten Glücksbringer mit sich trugen.

Arten von Struktur und Ritual

Alltägliche Gewohnheiten

Jeder Alltag ist vom Morgen bis zum Abend voller Routinehandlungen, die je nach Bedeutung den Tag strukturieren oder auch rituellen Charakter haben können. Der morgendliche Kaffee, der bereits im Bett eingenommen wird, das Yoga gleich nach dem Aufstehen oder die Zeitung beim Frühstück: Bereits der Beginn des Tages bekommt ein ganz individuelles Gesicht durch die jeweiligen immer wiederkehrenden Handlungen.

Lebt man in einer Familie oder in anderen verbindlichen Beziehungen, schließen sich Verabschiedungsrituale an, die je nach Art und Intensität der Beziehung sehr unterschiedlich ausfallen können. Auch die gemeinsam eingenommenen Mahlzeiten können eine klare Struktur durch Regeln und/oder Rituale bekommen. Kleine Kinder lieben es, wenn man sich zu Beginn der Mahlzeit an den Händen fast und einen bestimmten Spruch aufsagt, gelegentlich werden Tischgebete gesprochen oder man stößt mit einem „zum Wohl" bei einem alkoholischen Getränk an.

Nicht zuletzt gibt es viele Möglichkeiten, den Tag mit einem Ritual ausklingen zu lassen. Auch am Ende eines oftmals hektischen Tages besteht die Möglichkeit, durch Rituale zur Ruhe zu kommen. Bei kleinen Kindern ist das unverzichtbar. Sie bekommen eine Gutenacht-Geschichte vorgelesen, brauchen ihre Kuscheltiere und ein Lied oder Nachtgebet. Doch auch für Erwachsene können solche Rituale sehr hilfreich sein. So lese ich jeden Abend vor dem Einschlafen meinem Mann ein Gedicht vor. Oder man macht noch ein paar Eintragungen in ein Tagebuch, liest ein wenig oder hört zum Einschlafen Musik.

Pausen als Strukturierungsform

Pausen gehören zum Leben wie Arbeiten, Essen und Schlafen. John Steinbeck, ein amerikanischer Schriftsteller sagt dazu: „Die Kunst des Ausruhens ist ein Teil der Kunst des Arbeitens" (Schorlemmer 2012, 579). In der Regel sind die täglichen Mahlzeiten schon eine Form der Pause. Allerdings brauchen Menschen, um leistungsfähig zu sein, deutlich häufiger Pausen als die täglichen zwei bis fünf Mahlzeiten. So berichten die Chronobiologen, dass Menschen alle 60 bis spätestens 90 Minuten eine kurze Pause benötigen (Weber o.J.). In unserer modernen Arbeitswelt sind solche Pausen nicht vorgesehen und werden häufig übergangen. Rauchern ist es allerdings möglich, sich die Raucherpause zwischendurch zu genehmigen. Ebenso sollten auch Nichtraucher regelmäßig kurze Pausen einlegen. Manchmal hilft es bereits, eine anspruchsvolle Tätigkeit kurz zu unterbrechen und zwischendurch einfachere kleine Arbeiten zu erledigen. So habe ich gerne gelegentlich meine Unterrichtsvorbereitung unterbrochen, um Blumen zu gießen oder den Moderationskoffer aufzuräumen. Werden solche Pausen übergangen, werden Menschen langsamer, unkonzentrierter und machen gehäuft Fehler.

Menschen unterliegen einem Biorhythmus mit tageszeitlichen Schwankungen der Leistungsfähigkeit. Meist kommt es gegen Mittag oder am frühen Nachmittag zu Müdigkeit und einem Leistungstief. Hier kann das Powernapping helfen, ein kurzer, Energie spendender Schlaf. Gemeint ist dabei allerdings kein richtiges Einschlafen, sondern eher ein kurzzeitiges Wegnicken. Mit der richtigen Technik und Dauer fühlt man sich nach dem Powernapping frisch und erholt. Dieser Kurzschlaf sollte nicht länger als 30 Minuten dauern, damit man nicht in eine Tiefschlafphase gelangt. Manche Arbeitgeber erlauben ihren Mitarbeiterinnen diese kurzen Mittagsschläfchen. In der Gesundheitsbrache ist mir das bisher allerdings noch nicht begegnet und wäre doch gerade dort so sinnvoll.

Periodische Rituale

Periodische Rituale sind immer wiederkehrende, aber nicht tägliche Rituale. Das können Wochenrituale oder Jahresrituale sein. So wird der Sonntag durch bestimmte Rituale zu einem besonderen Tag. Das kann das Frühstücksei sein, der sonntägliche Spaziergang, der Besuch des Gottesdienstes oder auch der „Tatort" am Abend. Auch jeder andere Wochentag kann durch eine nur an diesem Tag stattfindende Handlung zu einem besonderen Tag werden.

Zu den Jahresritualen gehören die religiös verankerten Feiertage, die gefeierten Geburtstage, der Jahreswechsel, der Hochzeitstag oder ganz individuelle Feier- oder auch Gedenktage.

Periodische Rituale unterbrechen die Gleichförmigkeit des Lebens und betonen durch besondere Gestaltungselemente die Unterscheidbarkeit von Tagen und Jahreszeiten. Sie helfen, diese Unterschiede aufmerksam wahrzunehmen und sich an diesen Besonderheiten zu erfreuen. Insbesondere in der stationären Altenhilfe werden solche periodischen Rituale beachtet und gepflegt, um den Seniorinnen und Senioren Orientierung und Abwechselung zu bieten.

Übergangsrituale

Entlang unserer Biografie erleben wir zahlreiche existentiell bedeutsame Veränderungsprozesse. Rituale an bedeutsamen Lebenswenden werden Übergangs- oder, nach Niederberger, Schwellenrituale genannt. Manche dieser Übergänge sind voraussehbar und planbar, wie der Eintritt in die Schule, der Auszug aus dem Elternhaus oder der Eintritt in den Ruhestand. Andere wiederum ereignen sich unerwartet, schicksalhaft, wie eine schwere Erkrankung, der Tod oder die Trennung vom Partner. Auch der Wechsel des Wohnorts oder des Arbeitsplatzes ist solch eine Lebenswende. Allen Schwellen oder Lebenswenden eigen ist die damit einhergehende Unsicherheit. Etwas Neues, bisher Unbekanntes beginnt. Rituale vermitteln in solchen Situationen Sicherheit und Halt.

Für manche dieser Lebenseinschnitte existieren kulturell verankerte Rituale wie die Geburtsanzeige, Geschenke und Taufe rund um die Geburt, die Feierlichkeiten zum Schulanfang, zur Hochzeit oder Beerdigung. Für viele andere bedeutsame Veränderungen fehlen solche Rituale, sodass diese Übergänge ganz bewusst individuell gestaltet werden müssen. So gibt es für Wohnungs- oder Arbeitsplatzwechsel keine oder wenig bekannte Rituale. Umso erfreuter waren wir, als uns die noch unbekannten Nachbarn mit Brot und Salz in unserer neuen Wohnung begrüßten. So kann man für den Schulabschluss die Schultüte, sofern noch vorhanden, noch einmal füllen oder das Ende einer Beziehung durch das rituelle Verbrennen eines bedeutsamen Gegenstandes verankern.

Auch im beruflichen Kontext braucht es Rituale, wenn Sicherheit gebende Strukturen aufgelöst werden, wie das Zusammenlegen zweier Wohnbereiche oder der Umzug eines ganzen Krankenhauses. Mit Ideenreichtum und Kreativität können identitätsstiftende und Halt gebende Abschiedsfeiern gestaltet werden, um anschließend die notwenige Offenheit für das Neue entwickeln zu können.

Die Bedeutung von Struktur und Ritual im Kontext von erschwerten Abschieden

Die Bedeutung von Struktur und Ritual im Kontext der Berufsausübung

Im Rahmen der Berufstätigkeit sind klare Strukturen und Rituale auch im Zusammenhang mit der Sterbebegleitung unverzichtbar. Konfrontiert mit der eigenen Ohnmacht, diesen erschwerten Abschied zu verhindern oder zumindest leichter zu gestalten, und mit möglicherweise heftigen Emotionen der Angehörigen, geben vorgegebene Handlungsabläufe und Rituale Sicherheit. Ist der Tod eingetreten, wird mancherorts das Fenster geöffnet, damit die Seele entweichen kann, eine Kerze wird angezündet und dem Leichnam werden die Augen geschlossen. Später wird der Leichnam gewaschen, seine Hände werden gefaltet, vielleicht gibt man ihm eine Blume oder einen für den Verstorbenen bedeutsamen Gegenstand in die Hand, und das Zimmer wird aufgeräumt. Viele Einrichtungen bieten Aussegnungen an, die entsprechend den Wünschen der Angehörigen von Geistlichen oder Pflegekräften durchgeführt werden.

BEISPIEL

Eine christliche Aussegnung
Die Ehefrau und die Kinder eines Verstorbenen bitten um eine Aussegnung, also das Abschiednehmen im engen Kreis am geöffneten Sarg. Zur inhaltlichen Vorbereitung fragen wir sie nach besonderen Wünschen. Was war im Leben des Verstorbenen von Bedeutung? Hatte er besondere Hobbies? Welche Musik hat er geliebt? Hatte er einen Bezug zum christlichen Glauben und welche Bibelverse waren für ihn wichtig? Wir gestalten die Aussegnung in Anlehnung an die Vorschläge von Erhard Weiher, einem Pastoralpsychologen, in drei Phasen:

Im **Hineinführen** sprechen wir alle Anwesenden und ihre Beziehung zum Verstorbenen an, wir sprechen aus, wie der Verstorbene gestorben ist. Im **Durchführen** erinnern wir an die Vorlieben des Verstorbenen, wir würdigen das, was ihm wichtig gewesen ist, und lassen ein für ihn bedeutsames Lied abspielen. Die Ehefrau beginnt heftig zu weinen, denn dieses Lied hat einen festen Platz in ihrer gemeinsamen Beziehung gehabt. Im **Hinausführen** finden wir Worte des Abschieds von dem Verstorbenen und bieten den Anwesenden an, sich an den Händen zu nehmen und gemeinsam das Vaterunser zu sprechen. Wir sprechen einen Segen über den Verstorbenen. Zum Hinausführen gehört auch die Zuwendung zu den Angehörigen. Wir würdigen ihre Trauer und das Schwere, das jetzt vor ihnen liegt, lesen ein passendes Gedicht und sprechen auch über die Angehörigen einen Segen.

In der Gestaltung eines Abschiedsrituals gewinnen die professionellen Helfer und die Ehrenamtlichen ihre Handlungssicherheit zurück. Jetzt sind sie nicht mehr ohnmächtig, sondern können eine Atmosphäre schaffen, die sowohl für sie selber als auch insbesondere für die Angehörigen Trost und Ruhe stiftet. Insbesondere Hospize haben verschiedene Rituale für haupt- und ehrenamtlich Tätige implementiert. Das können brennende Kerze vor dem Sterbezimmer sein, Fotos der Verstorbenen, die an einem stilisierten Erinnerungsbaum gehängt werden, Erinnerungssteine und verschiedene Formen der Gedenkfeiern. Weitere helfende Interventionen werden im Kap. 6 dargestellt.

Die Bedeutung von Struktur und Ritual im privaten Bereich

Sterbebegleiterinnen im Kontext von erschwerten Abschieden sind besonderen emotionalen Belastungen ausgesetzt. Um diesen standzuhalten, ist ein gesundheitsförderliches Verhalten von besonderer Wichtigkeit. Wie bereits erwähnt, bieten Krankenkassen und mancherorts Arbeitgeber die verschiedensten Möglichkeiten zur Prävention und Gesundheitsförderung an. Was der Gesundheit gut tut, ist allenthalben bekannt. Doch leider wird manchmal nur wenig davon umgesetzt und viele Angebote durch Krankenkassen oder Arbeitgeber nicht wahrgenommen. Gerade der unregelmäßige Lebensstil von in wechselnden Schichten arbeitenden Pflegekräften erschwert die Teilnahme an sportlichen Aktivitäten und die Integrierung von gesundheitsförderlichen Handlungen in den Tagesablauf. Müdigkeit und Erschöpfung tun ihr Übriges, und so muss es nicht wundern, dass eine abgespannte Pflegekraft keine Energie mehr hat, um den „inneren Schweinehund" zu überwinden und, statt vor dem Fernseher eine Tüte Chips zu verzehren, sich eine gesunde Mahlzeit zuzubereiten und anschließend einen Spaziergang im Wald zu machen.

Gelingt es jedoch, bestimmte gesundheitsfördernde Maßnahmen als festen Bestandteil in die Tagesstruktur zu integrieren, dann braucht es keinen willentlichen Akt der Entscheidung, um diese Handlung durchzuführen. Man macht sie dann eben **immer**. So könnte eine Pflegekraft nach der Frühschicht gewohnheitsmäßig zunächst einen Spaziergang machen oder vor jedem Spätdienst eine Viertelstunde Rückengymnastik und vor dem Schlafengehen eine Entspannungsübung nach Jacobsen durchführen. Selbst das Wechseln der Bekleidung nach Dienstschluss kann zu einem psychisch stabilisierenden Ritual werden, indem es in dem Bewusstsein durchgeführt wird, dass damit die Erlebnisse der Sterbebegleitung abgeschlossen und zurückgelassen werden an dem Ort, an dem sie stattgefunden haben.

Zunächst muss man natürlich eine gewisse Disziplin aufbringen, um das gewünschte Verhalten auch zu verwirklichen, doch erstaunlich schnell wird es zu einer vertrauten und angenehmen Gewohnheit, die man nicht mehr missen möchte. Entscheidend ist, diese Handlung so in den Tagesablauf einzupassen, dass sie nicht als hinderlich oder störend empfunden wird.

Nachfolgend werden in diesem Abschnitt verschiedene Möglichkeiten zur physischen und psychischen Prävention vorgestellt. Es gibt eine Fülle von Möglichkeiten der Selbstpflege, und viele davon sind den Pflegekräften und Sterbebegleiterinnen durchaus bekannt. Allerdings hapert es häufig mit der Umsetzung bzw. Integration entlastender Verhaltensweisen in den Alltag. Gelingt es, das gewünschte Verhalten zu ritualisieren oder zu einer strukturgebenden Gewohnheit werden zu lassen, möchte man sehr bald nicht mehr auf diese Präventionsmaßnahme verzichten.

5.2 Entspannungstechniken

Sinn und Funktion von Entspannungstechniken

Wenn wir unter Stress stehen, schüttet unser Körper Cortisol und Adrenalin aus, um uns leistungsfähig zu machen. Entwicklungsgeschichtlich dient diese Hormonausschüttung der Bereitstellung von Energie, um einer möglichen Gefahr mit Angriff oder Flucht zu begegnen. Allerdings wird in unserer modernen Gesellschaft diese bereitgestellte Energie im Zusammenhang mit Stress oft nicht mehr gebraucht und kann stattdessen langfristig zu bleibenden Schäden führen. Eine Anzahl von Symptomen oder Erkrankungen sind Hinweis auf Überforderung und den damit einhergehenden Stress.

Bekannte Stresserkrankungen: Herz-Kreislauf-Beschwerden, Herzrasen, Herzklopfen, hoher oder labiler Blutdruck, Magenbeschwerden durch erhöhte Salzsäureproduktion, Verdauungsbeschwerden, Schlafstörungen, Infektanfälligkeit, Sinken des sexuellen Interesses und Potenzstörungen, Migräne, allgemeine Verspanntheit, Rücken- und Kopfschmerzen oder schnelle Ermüdbarkeit.

Der Zusammenhang zwischen vermehrter Cortisolausschüttung, koronaren Herzerkrankungen und Depression wurde u.a. in einer Studie der Privatdozentin Dr. Christiane Waller nachgewiesen (Pfeiffer 2016).

Entspannungstechniken sollen in diesem Zusammenhang zweierlei bewirken. Zunächst einmal geht es darum, diese bereitgestellte Energie zu verbrauchen, also über körperliche Anstrengung zur Erholung zu kommen. Das mag zunächst paradox klingen, doch wer einmal eine kräftezehrende Wanderung auf einen Berg gemacht hat, weiß wie wohltuend diese Form der Verausgabung ist. Denn erst nach Abbau der bereitgestellten Energie kann dann in einer Phase der Ruhe Entspannung und Regeneration stattfinden.

Problematisch wird es, wenn Pflegekräfte nach einem körperlich und vor allem in der Sterbebegleitung seelisch anstrengenden Arbeitstag für sich keine passende Form des Energieabbaus finden. Der Wunsch nach dem Ausruhen ist häufig stark ausgeprägt, doch es findet keine wirkliche Entspannung statt, weil der Körper noch im Zustand des Stresses und somit energiegeladen ist. Befindet sich ein Mensch häufig in Situationen, in denen er zwar sehr müde, jedoch weiterhin angespannt ist, führt das langfristig zu gesundheitlichen Problemen. Die Zusammenhänge zwischen Wachheit bzw. Müdigkeit und An- und Entspannung lassen sich in einem Koordinatensystem darstellen (Abb. 3).

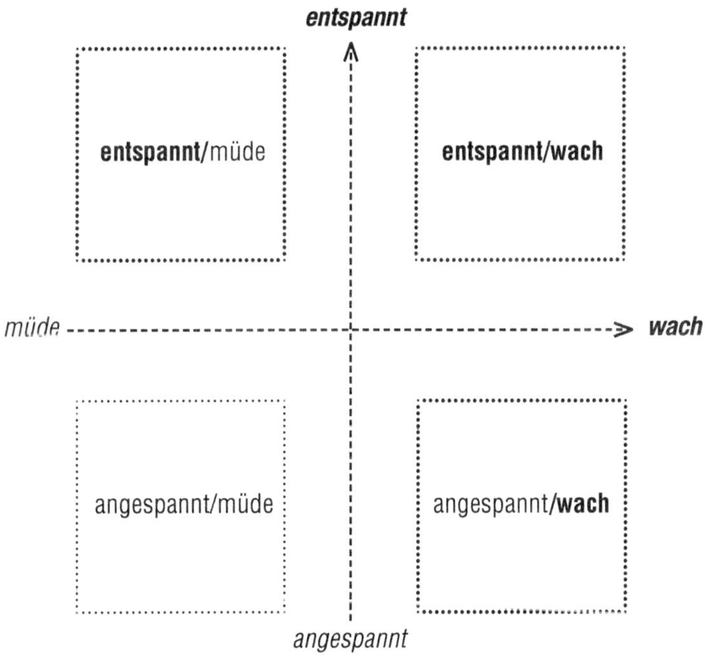

Abb. 3: Koordinatensystem müde/wach und entspannt/angespannt

Angespannt/wach sind Menschen in herausfordernden Situationen z.B. einer Prüfung, denen sie sich gerne, aber mit einer gewissen Aufgeregtheit, stellen. **Entspannt/wach** beschreibt den Zustand, wenn man voller Tatendrang etwas unternimmt, was man ziemlich sicher beherrscht. **Entspannt/müde** ist der Zustand vor dem Einschlafen, und **angespannt/müde** beschreibt den Zustand der Erschöpfung bei gleichzeitiger Ruhelosigkeit. Es kann zu keiner Erholung kommen. Um in eine Phase der Erholung zu kommen, muss zunächst – am besten über körperliche Anstrengung – ein Energieabbau stattfinden, um dann in den Zustand der Entspannung, verbunden mit der deutlich spürbaren Müdigkeit, zu gelangen. In diesem Zustand findet die erforderliche Erholung statt. Die Blutwerte und damit einhergehend die Durchblutung der Organe und der Muskeltonus normalisieren sich.

Sport und Bewegung

Hierunter fallen alle Formen der Bewegung, die mit einem Energieabbau einher gehen. Naheliegend ist Bewegung im Freien. Das mag ein zügiger Spaziergang, Walken oder Joggen sein. Bewegung an der frischen Luft hat viele Vorteile. Zunächst ist es eine recht niederschwellige Möglichkeit des Stressabbaus. Man braucht keine besondere Ausrüstung außer festem Schuhwerk und angepasster Bekleidung. Wenn man nicht mitten in der Stadt wohnt, liegt die freie Natur direkt vor der Haustür. Selbst an einem bedeckten Wintertag ist man im Freien einer Lichtmenge ausgesetzt, die man in geschlossenen Räumen nicht erreichen kann, und Licht tanken hebt die Stimmung (Klemme 2018).

Wie gut solch ein wie auch immer gestalteter Aufenthalt im Freien tut, wissen wir alle. Manche Menschen haben deshalb einen Hund, um so zum täglichen Spazierengehen veranlasst zu werden. Vielleicht könnte man, wenn die Entfernung es erlaubt, auch zu Fuß oder mit dem Fahrrad zur Arbeit gelangen. Am sichersten ist es, den Spaziergang oder eine andere Form der Bewegung zu einem Ritual werden zu lassen (s. 5.1.).

Selbstverständlich gibt es auch andere Formen des Energieabbaus durch körperliche Aktivität. Der Besuch des Fitnessstudios hat den Vorteil, dass es kostenpflichtig ist und von daher die Motivation erhöhen kann. Holz hacken, die Straße fegen und Gartenarbeit haben den erfreulichen Nebeneffekt eines sichtbaren Ergebnisses, und selbst Hausarbeit wie Putzen und Aufräumen ist ja mit Bewegung verbunden und hilft, sich zu entspannen und zu sortieren. Bei Mannschaftssportarten ist regelmäßige sportliche Aktivität relativ gut sichergestellt, weil sie mit einer gewissen Verbindlichkeit einhergehen. Außerdem stiften sie soziale Kontakte.

Progressive Muskelentspannung nach Jacobsen

Das Wechselspiel von Anspannung und Entspannung ist Grundlage der progressiven Muskelentspannung nach Jacobsen. Diese Methode ist einfach durchzuführen, aber wirkungsvoll. Von daher hat sie einen hohen Bekanntheitsgrad erlangt und wird u.a. innerhalb von Reha- oder Präventionsmaßnahmen trainiert. Sie ist verwandt mit dem autogenen Training, aber leichter zu erlernen.

Zur Durchführung sucht man sich einen ruhigen Ort und setzt oder legt sich bequem hin. Dann werden gezielt die Muskeln des Körpers in einer bestimmten Reihenfolge angespannt, die Spannung wird zirka fünf Sekunden gehalten und dann ganz langsam wieder gelockert. Zuerst die Hände, dann die Unterarme und Oberarme, der Nacken, der Rücken, das Gesicht, und dort noch einmal getrennt die verschiedenen Muskelpartien wie z.B. Stirn, Nase, Unterkiefer, und so fort, bis man schließlich bei den Füßen angelangt ist. Bei der progressiven Muskelentspannung wird die Aufmerksamkeit auf das gerichtet, was empfunden wird. So kann man deutlich merken, wie es sich anfühlt, wenn die Muskeln sich nach der Anspannung entspannen und ganz locker werden. Diese Muskeln fühlen sich angenehm schwer, warm oder schlaff und groß an.

Die progressive Muskelentspannung wird erfolgreich bei Unruhezuständen, Verspannungen und Einschlafstörungen angewandt. Die Konzentration auf die einzelnen Muskelpartien bindet die mentale Aufmerksamkeit und verhindert dadurch andere, möglicherweise quälende Gedanken. Anleitungen dazu gibt es in Lang- oder Kurzversionen; sie werden u.a. von den Krankenkassen zum Download angeboten, mit oder ohne Entspannungsmusik (z.B. www.tk.de/techniker/magazin/life-balance/aktiv-entspannen/progressive-muskelentspannung-zum-download-2021142). Ein Durchgang dauert zwischen 20 und 30 Minuten. Wenn die progressive Muskelentspannung regelmäßig durchgeführt wird, setzt ein Lerneffekt ein, und eine angenehme Entspannung kann schon nach Anspannung weniger Muskeln erreicht werden.

Atemübungen

Atem oder Odem kann übersetzt werden mit Hauch, Geist, Seele, Wind oder in vielen anderen Kulturen auch mit Lebensgeist oder Lebenskraft. Atemübungen sind mein persönlicher Favorit aller Entspannungstechniken. Denn der Atem steht uns jederzeit zur Verfügung, Atemübungen sind ohne großen Aufwand durchzuführen und hochgradig effektiv. Jon Kabat-Zinn, der Begründer der achtsamkeitsbasierten Stressmeditation (s. 5.3), sagt dazu:

> *„Solange wir leben, ist der Atem unser ständiger Begleiter beziehungsweise der unseres Bewußtseins. Sich auf den Atem zu konzentrieren bedeutet, das Jetzt, den Augenblick zu erleben. Er verankert unser Bewußtsein fest im Körper" (Kabat-Zinn 2010, 60).*

Ein Atemzyklus besteht aus **Einatmung, Ausatmung** und **Atempause**. Meist atmet man unbewusst. Im Gegensatz zum Herzschlag kann man den Atem aber auch bis zu einem gewissen Grad willentlich steuern. Und genau dort setzen Atemübungen an.

Es gibt die unterschiedlichsten Atemübungen. Zunächst einmal nimmt man eine entspannte Haltung im Sitzen oder Liegen ein, und die Aufmerksamkeit wird auf die Atmung gerichtet. Man beobachtet, wie sich die einströmende Atemluft an der Nasenspitze anfühlt und wie sich der Bauch mit dem Atemzyklus bewegt. Bereits durch die Lenkung der Aufmerksamkeit tritt schon eine gewissen Entspannung ein. Dann wird die Atmung bewusst langsamer, jedoch nicht tiefer gemacht. Man atmet langsamer ein, langsamer aus und verlängert ein wenig die Atempause. Am Ende werden die Atemphasen mit Begriffen belegt, die man gedanklich hinzufügt. Beim Ausatmen denkt man „Loslassen". Wie mit jeder Ausatmung Kohlendioxid ausgeatmet wird, ein Gas, dass ab einer bestimmten Konzentration den Organismus schädigt, genauso können wir gedanklich all das loslassen, was uns gerade nicht guttut.

In der sich anschließenden Atempause denkt man das Wort „Pause machen". Jedes menschliche Leben benötigt Pausen und hat Pausen (s. 5.1.). So kann man seine Gedanken darauf richten, wie wohltuend und kraftgebend Pausen sein können. In der sich anschließenden Einatmung wird der Begriff „Neu werden" gedacht. Mit jeder Einatmung bekomme ich neuen lebenspendenden Sauerstoff. Jede Einatmung ist ein kleiner Neuanfang.

Ein Atemzyklus ist somit Sinnbild von allen Lebenszyklen, bestehend aus Empfangen, Loslassen und Unterbrechen. Zu Beginn ist es schwierig, innerhalb eines Atemzyklus alle drei Begriffe zu denken. Daher empfiehlt es sich, zunächst einmal für jeweils einige Atemzüge die Konzentration auf die Ausatmung, dann auf die Atempause und schlussendlich auf die Einatmung zu richten.

Gelingt es, einen ungestörten Ort zu finden, könnten Sterbebegleiterinnen solche Atemübungen in ihren Pausen durchführen. Schon fünf Minuten bewirken eine deutlich spürbare Entspannung. Oder es wird zu einem Ritual, solche Atemübung vor dem Zubettgehen oder vor bzw. nach der Arbeit durchzuführen. Außerdem können vor herausfordernden Situationen wie z. B. schwierigen Gesprächen oder Sterbebegleitungen bei erschwerten Abschieden unmittelbar vor dem Betreten des Raums ein oder zwei ganz bewusst wahrgenommene Atemzyklen durchgeführt werden. Wenn man langsam und ruhig atmet, bekommt das Gehirn die Botschaft, dass keine Gefahr besteht. Somit ist man sehr schnell in einem entspannteren Modus.

Meditation

Meditation ist ein zentrales Element in verschiedenen religiösen Traditionen, insbesondere im Buddhismus, aber auch im Hinduismus, Konfuzianismus, Christentum und anderen Religionen. Seit dem 20. Jahrhundert wird sie zunehmend auch in säkularer Weise praktiziert und beforscht. Laut Duden stammt der Begriff Meditation vom lateinischen „meditatio“ ab und bedeutet „nachdenken, betrachten“. Man versteht darunter eine konzentrierte Betrachtung oder auch eine mystische, kontemplative Versenkung. Ein wesentliches Element meditativer Techniken ist das bewusste Steuern der Aufmerksamkeit. Es existiert eine kaum überschaubare Vielzahl an Meditationsarten und Praktiken. Im Rahmen dieses Buches kann nur ein sehr kleiner allgemein gehaltener Ausschnitt aufgezeigt werden.

Sinn aller Meditationstechniken ist es, die Aufmerksamkeit auf das Hier und Jetzt zu richten. Unser Geist besitzt die Fähigkeit, Raum und Zeit zu überwinden und sich an einem anderen Ort und zu einer anderen Zeit zu befinden als der Körper. Möglicherweise werden vergangene Handlungen oder Entscheidungen kritisch bewertet oder die Gedanken wandern sorgenvoll in die Zukunft. Es ist beachtlich, wie viel Zeit und Energie darauf verwandt wird zu erinnern, zu wünschen, zu bedauern und sich auszumalen, was wäre wenn – im Guten wie im Schlechten. Dieses Wandern des Geistes in Vergangenheit und Zukunft verhindert, die Gegenwärtigkeit konzentriert und wach wahrzunehmen, und erhöht das Stresspotenzial. Allen Meditationspraktiken gemeinsam geht es darum, konzentriert das wahrzunehmen, was hier und jetzt gerade stattfindet. Gedanken, Gefühle und Körper sind an dem gleichen Ort, in der Gegenwärtigkeit. Das bedeutet, die Gedanken nicht abschweifen zu lassen, sondern sie auf das zu richten, was man jetzt gerade fühlt. Das können körperliche oder emotionale Empfindungen sein. Diese Empfindungen werden nicht bewertet, sondern liebevoll angenommen als etwas, was da ist und somit seine Daseinsberechtigung hat.

Das liest sich sehr viel einfacher als es ist. Jeder, der schon mal meditiert hat, weiß, wie schwierig es ist, seine Gedanken nicht wandern zu lassen. Immer wieder müssen sie zurück geholt werden an den Ort, an dem der Körper sich gerade befindet. Um diese Konzentration auf die Gegenwärtigkeit zu erleichtern, gibt es die verschiedensten Praktiken. Weit verbreitet ist die Konzentration auf den Atem: Der Geist wird damit beschäftigt, den Atem zu zählen, und nach jeweils 10 Atemzügen beginnt man von vorne. Oder die Atmung wird mit verschiedenen Begriffen belegt.

BEISPIEL

Morgenmeditation
Jeden Morgen, noch vor dem Frühstück, begebe ich mich in einen ruhigen, etwas abgelegenen kühlen Raum. Dort stehen mein Meditationsbänkchen, eine Kerze und eine hübsch anzusehende hölzerne kleine Pyramide. Das ist mein Zeitgeber. Ich stelle ihn auf 15 Minuten. Nachdem ich auf meinem Meditationsbänkchen mit untergeschlagenen Beinen und aufrechtem Oberkörper Platz genommen habe – die Hände ruhen dabei auf den Oberschenkeln – ertönt dreimal aus dem Zeitgeber ein Gong. Nun sitze ich schweigend, möglichst regungslos 15 Minuten in Stille und zähle meinen Atem. Mein Ziel ist es, nichts zu denken. Wenn das eintritt, wird mein Atem extrem langsam und ruhig, und es stellt sich ein Moment tiefen Friedens oder gar Glück ein. Doch diese Momente sind flüchtiger als ein scheuer Vogel. Immer wieder schweifen meine Gedanken ab, richten sich auf Herausforderungen dieses Tages oder auf Vergangenes. Wenn ich das bemerke, hole ich sie sanft zurück und beginne geduldig neu, meine Atmung zu beobachten und zu zählen. Wenn dann wieder der Gong mit seinem dreifachen Schlagen ertönt, lausche ich noch konzentriert auf das lange Nachklingen des dritten Schlages, mache einen tiefen Atemzug und recke und strecke mich. Ich beginne meinen Tag mit Ruhe und Entspannung.

Die positive Auswirkung des Meditationstrainings ist in vielen Studien belegt. Meditation übt wissenschaftlich belegt einen positiven Einfluss auf Konzentrationsfähigkeit, emotionale Verfassung, Hirnfunktion, Immunsystem und Herz-Kreislauf-Funktionen sowie auf die psychische Gesundheit aus (Singer/Ricard 2008).

5.3 Achtsamkeitsbasierte Stressreduktion

Achtsamkeit, was ist das?

Jon Kabat-Zinn, Molekularbiologe, Arzt und der Begründer der achtsamkeitsbasierten Stressreduktion, definiert Achtsamkeit als „offenes, nichturteilendes Gewahrsein von Augenblick zu Augenblick“ (Weiss et al. 2010, 20). Im Zustand der Achtsamkeit wird der Blick durch immer wieder neu herzustellende Konzentration auf die sich ständig ändernden Sinneswahrnehmungen gelenkt. Es

ist die unmittelbare Wahrnehmung der eigenen körperlichen und geistigen Daseinsvorgänge, soweit sie in den Spiegel der Aufmerksamkeit fallen. Diese Achtsamkeit muss geübt werden. Denn solch ein waches und vertieftes Wahrnehmen steht in einem deutlichen Kontrast zu einem Alltag, der durch die Notwendigkeit von Multitasking-Fähigkeiten, eine Vielzahl medialer Reize und die Dominanz sozialer Medien geprägt ist.
Neben der bewussten Lenkung der Aufmerksamkeit auf die Gegenwart greift Kabat-Zinn den Aspekt des Nicht-Bewertens des Wahrgenommenen auf. Auch das muss trainiert werden. Die Menschheit ist seit jeher konditioniert, alle wahrgenommenen Daseinsvorgänge zu bewerten. Sekundenschnell wird alles, was durch unsere Sinneskanäle in unser Bewusstsein dringt, in ein grobes Beurteilungsraster „Freund oder Feind, essbar oder giftig" eingeordnet. Dieses blitzschnelle Bewerten hat das Überleben der Menschheit sichergestellt, doch nun wird es zumindest in den meisten Fällen nicht mehr benötigt. Im Gegenteil, das Nicht-Werten stellt eine emotionale Entlastung dar, es befreit und macht offen und neugierig für das, was gerade ist.

Achtsamkeit ist ein Grundprinzip im Buddhismus. In buddhistischen Klöstern wird diese Geisteshaltung seit 2.500 Jahren geübt. Freilich ist Achtsamkeit ein Konzept, das in vielen Traditionen beheimatet ist. Mystik, Meditation, Kontemplation und das Gebet sind zentrale Bestandteile aller Religionen. Inzwischen wird diese Geisteshaltung in vielen säkularen Kontexten propagiert bzw. angeleitet. Achtsamkeitstechniken werden in Seminaren für Führungskräfte eingeübt, Achtsamkeit spielt eine große Rolle in der Psychotherapie, bei der Behandlung von Depressionen und Burnout, Grundschüler führen Achtsamkeitsübungen durch, achtsamkeitsbasierte Wanderungen oder familientherapeutische Wochenendseminare werden angeboten. Am bekanntesten sind alle Achtsamkeitsübungen im Zusammenhang mit der Atmung (s. 5.2.)

Das Konzept

Das klassische achtwöchige Kursprogramm zur Achtsamkeitsbasierten Stressreduktion nach Kabat-Zinn besteht aus acht ca. zweieinhalbstündigen Gruppensitzungen und einem abschließenden Übungstag in Stille. Einige der bereits beschriebenen Entspannungstechniken sind integrativer Bestandteil der achtsamkeitsbasierten Stressreduktion. Folgenden Bausteine gehören zu den Gruppensitzungen und den Übungen zuhause:

- Achtsamkeitsübungen
- Bodyscann

- Sitzmeditation
- Gehmeditation
- Yogaübungen
- Achtsamkeit im Alltag

Achtsamkeitsübungen

Die Möglichkeiten der Achtsamkeitsübungen sind nahezu unendlich. Schließlich können alle erdenklichen Tätigkeiten mit uneingeschränkter Konzentration und Achtsamkeit durchgeführt werden. So können die Linien des Handinneren konzentriert wahrgenommen werden, das abendliche Zähneputzen kann zu einer Achtsamkeitsübung werden, oder man schaut aus dem Fenster und beobachtet einen definierten Teil dessen, was es dort zu sehen gibt.

BEISPIEL

Drei Minuten für eine Rosine

Eine klassische Achtsamkeitsübung besteht in dem extrem langsamen aufmerksamen Verzehren einer Rosine. Wir sitzen im Kreis aufrecht auf unseren Stühlen. Ich bitte alle, sich eine Rosine aus dem weiterzureichenden Beutel zu nehmen, die Aufmerksamkeit auf sich selber zu richten und sich beim Verspeisen dieser Rosine genau an meine Anweisungen zu halten. Zunächst, mit geschlossenen Augen, wird der Geruch der Rosine wahrgenommen. Danach wird die Rosine in den Mund gesteckt und ihre Größe, Form und Oberfläche mit Zunge und Wange ertastet. Kann man jetzt bereits etwas schmecken? Nun wird sie mit der Zunge sanft an den Oberkiefer gedrückt. Und wieder wird aufmerksam beobachtet, ob und was geschmeckt wird. Jetzt wird die Rosine mit den Scheidezähnen in zwei Teile gebissen und diese werden in dem Mund hin und herbewegt. Mit Zungenspitze und Zungenrändern wird versucht, so viel und so genau wie möglich die Rosine mit all ihren geschmacklichen Nuancen wahr zu nehmen. Und nun wird sie ganz langsam weiter mit den Backenzähnen zerkleinert, dabei wird auch hier konzentriert auf die sich entwickelnden Aromen geachtet, und dann endlich, nach ca. drei Minuten, wird diese Rosine endgültig verspeist.

Bodyscan

Für den Bodyscan legt man sich entspannt in Rückenlage auf den Boden. Zunächst wird die Aufmerksamkeit auf die Atmung gerichtet, um dann anschließend den ganzen Körper bis ins Detail in der Vorstellung „abzutasten“. Man beginnt bei den Zehen des linken Fußes und bewegt sich gedanklich langsam durch das ganze linke Bein aufwärts. Dabei wird versucht, alle Empfindungen aus diesem Bereich wahrzunehmen und den Atem in die jeweiligen Bereiche fließen zu lassen. Auf diese Art und Weise wird der gesamte Körper erkundet. So ein Bodyscann dauert 30 bis 45 Minuten. Wird er ohne Eile durchgeführt, kann sich der ganze Körper nahezu schwerelos anfühlen. Am Ende der Übung verharrt man noch eine Weile still und unbeweglich, spürt der Leichtigkeit des Körpers nach, und erst wenn man dazu bereit ist, bewegt man langsam Hände und Füße, streckt und dehnt sich, und mit einem tiefen Seufzer kehrt man wieder zurück in den Raum und zu den dort anwesenden Personen. Anleitungen zu solch einem Bodyscan werden im Internet angeboten oder auch als CD z.B. zusammen mit dem empfehlenswerten Büchlein von Kabat-Zinn „Stressbewältigung durch die Praxis der Achtsamkeit".

Sitz- und Gehmeditation

Die Sitzmeditation wurde bereits unter 5.2. beschrieben. Bei der Gehmeditation konzentriert man sich vorsätzlich auf die Empfindungen, die im Körper durch das Gehen hervorgerufen werden. Gleichzeitig wird auch hier der Atem beobachtet. Zunächst wird bewusst erfühlt, wie ein Fuß auf den Boden gesetzt und belastet wird und sich dabei das Gleichgewicht verlagert, um dann auch den anderen Fuß auf den Boden zu setzen. Man beobachtet, mit welchem Druck man sich vom Boden abstößt, welcher Teil des Fußes zuerst aufgesetzt wird, wie groß die Schritte sind und wie breit die Füße auseinanderstehen. So schreitet man sehr langsam einfach im Raum herum oder auch ziemlich eng hintereinander im Kreis.

Yogaübungen

Yoga ist eine aus Indien stammende philosophische Lehre, die aus einer Reihe geistiger und körperlicher Übungen bzw. Praktiken besteht. Im Rahmen des achtwöchigen Kursprogramms empfiehlt Jon Kabat-Zinn, ab der dritten Woche täglich 45 Minuten Yogaübungen zu Hause durchzuführen. Bei den Gruppensitzungen dauern die Yogaübungen ungefähr zwei Stunden. Durch verschiedene mit hoher Aufmerksamkeit durchgeführte einfache Bewegungsübungen werden Körper und Geist aufeinander abgestimmt und dabei beobachtet, welchen Einfluss Körperhaltungen auf die Gemütsverfassung nehmen können.

Achtsamkeit im Alltag

Ein wesentliches Ziel der vorstehend beschriebenen Übungen ist es, grundsätzlich die Achtsamkeit zu erhöhen. Kabat-Zinn schreibt dazu:

„Als Ergebnis wird Ihr Geist wesentlich ruhiger und weniger reaktiv, und Sie erkennen auch, dass es nicht nur möglich ist, von Moment zu Moment achtsam zu sein, sondern dass es auch Freude macht. Sie brauchen den Abwasch nicht unbedingt schnell und irgendwie hinter sich zu bringen, um endlich Zeit für die anderen, wichtigeren und interessanteren Dinge des Lebens zu haben, weil eben jener Moment, in dem Sie den Abwasch erledigen, Ihr Leben ist. Das Jetzt, dieser Augenblick ist Ihr Leben. [...] Versuchen Sie also, jede Tasse, jeden Topf und jeden Teller bewusst zu er-fassen, nehmen Sie jede Bewegung wahr, die der Körper beim Spülen ausführt [...]" (Kabat-Zinn 2010, 125).

Achtsamkeitsbasierte Stressreduktion in der Sterbebegleitung

Viele der bereits beschriebenen Entspannungstechniken und ganz besonders das Konzept der „Achtsamkeitsbasierten Stressreduktion", aber auch das sich anschließende Thema des therapeutischen Humors (5.4) sind Konzepte, die eine hilfreiche Intervention für Sterbende und deren Angehörige darstellen. Sie haben sich aber auch als Möglichkeiten der Selbstpflege für alle Helferberufe und somit als eine wirksame Prävention gegen Überlastung und Burnout bewährt. Jon Kabat-Zinn hat ganz bewusst in seiner Stressklinik Patienten und Helfer gemeinsam in seine achtwöchigen Kurse inkludiert. Saki Santorelli, sein Schüler und Leiter einer Stress-Reduction-Klinik in Worcester, ist in dem Buch „Zerbrochen und doch ganz" verstärkt auf die Bedeutung dieses Konzepts für die Helfer eingegangen (Santorelli 2009).

In Aus- und Weiterbildungen wird Pflegekräften und Sterbebegleiterinnen empfohlen, eine professionelle Distanz zu den Patienten einzunehmen. Ansonsten, so die Annahme, würde man überfordert und überwältigt von dem wahrgenommenen Leid. Kabat-Zinn und seine Schüler beschreiten einen anderen Weg. Nähe und Mitgefühl sind Grundvoraussetzung, um ein Empfinden dafür zu entwickeln, was der entsprechende Patient in der jeweiligen Situation benötigt. Santorelli bezeichnet die Achtsamkeit als ein Brennglas, durch das genau die Dinge gesehen werden können, die der Fürsorge bedürfen.

„Anstatt uns zu verschließen, lädt uns die Achtsamkeit dazu ein, der Ungeheuerlichkeit des Leids bewusst ins Gesicht zu schauen, auch dem sich davor Verschließen. [...] Durch unsere Bereitschaft, die Trauer, Trennung und Distanz, die wir in uns selbst und in unserer Beziehung zu anderen spüren, zu untersuchen, öffnen wir uns für eine Möglichkeit der Transformation [...]. Unsere

Bereitschaft, bei uns anzufangen und die Fülle unseres Lebens zu umarmen, egal wie unsere Lebensumstände gerade sind, ist der Ausgangspunkt für unsere Praxis" (Santorelli 2009, 144).

Das heißt, die in der Sterbebegleitung aufkommenden eigenen Gefühle von Angst, Trauer, Wut oder Hilflosigkeit werden achtsam angenommen und richten dadurch kein Unheil an. Dafür braucht es allerdings Menschen, die keine Angst mehr vor ihren eigenen Gefühlen haben, es braucht Rahmenbedingungen, die genügend Zeit zur Verfügung stellen, und es braucht Übung und Erfahrung in der Achtsamkeitspraxis (s. 5.5.).

Achtsamkeit ermöglicht es, in der konkreten Pflegearbeit eine intensive Beziehung zu dem jeweiligen Patienten aufzubauen, ohne dadurch überfordert oder überwältigt zu werden. Konzentriert, wach und ganz im Hier und Jetzt den Menschen zu beobachten, der sich nicht mehr mitteilen kann und der auf dem Weg des Sterbens ist. Kontakt mit ihm aufnehmen, um zu erahnen, was gerade das Richtige für ihn ist. Diese zugelassene Nähe kann als Geschenk, als einen Moment intimer Begegnung erfahren werden und diesem Beruf Tiefe und Sinnhaftigkeit schenken.

BEISPIEL

Achtsam pflegen

Ich begleite ein palliatives Pflegeteam bei einer ambulanten Tour. Bei einer wachkomatösen Patientin übernehme ich das morgendliche Waschen. Das Wasser ist warm, die Waschlotion hat einen angenehmen Duft. Konzentriert und ganz im Hier und Jetzt wasche ich das Gesicht und dann die Arme der Dame. Mit sanftem Druck führe ich den Waschlappen in Haarwuchsrichtung, was eine beruhigende Wirkung hat. Die Hand der Dame ruht in meiner Hand. Ich spüre die Wärme des Wassers, den Muskeltonus des Arms dieser Frau. Ich bin ganz bei ihr und bei mir. Nichts lenkt meine Aufmerksamkeit ab. Mich beeindruckt die Intensität unseres Kontakts und die Intimität, die in dieser so einfachen Handlung liegt.

5.4 Humor

Humortheorien

Definitionen

Versucht man Humor zu definieren, wird es „ernst“, schließlich handelt es sich beim Humor um ein komplexes, sowohl kognitives, emotionales als auch physiologisches Phänomen. Laut Duden ist Humor die Fähigkeit und Bereitschaft, auf bestimmte Dinge heiter und gelassen zu reagieren (Duden online o. J.), und im digitalen Wörterbuch wird Humor beschrieben als „heitere Gelassenheit, die den Menschen befähigt, in schweren Situationen eigene und fremde Schwächen zu belächeln und den Mut zu bewahren“ (Wörterbuch der deutschen Gegenwartssprache 1969).

Lachen

Wahrnehmbarer Ausdruck des Humors ist das Lachen. Dabei handelt es sich um einen physiologischen Vorgang, in dem man „seinem Lustgefühl oder Spott durch stoßweises, schallendes Ausatmen oder Verziehen des Gesichtes Ausdruck“ gibt (Herder 1971, 350). Das Lachen besteht aus krampfhaften Kontraktionen der Gesichtsmuskulatur und ruckartigen Entspannungen des Zwerchfells, begleitet von Kontraktionen der Larynx und der Epiglottis. Fast das gesamte Atemvolumen wird beim Lachen stoßweise aus der Lunge ausgepresst, gefolgt von einer vertieften und verlängerten Einatmung. Dadurch wird die Lungenfunktion gesteigert. Das Lachen ist insofern eine Besonderheit, weil in ihm ein hochgradig komplexer Stimulus, nämlich das Entdecken von Komik in einer wahrgenommenen Situation, eine eng umrissene physiologische Reaktion, eben das Lachen, auslöst.

Komik

Die kognitive Fähigkeit, Komik wahrzunehmen, ist die grundlegende Voraussetzung für den Humor. Aristoteles versteht unter Komik eine unschädliche Ungereimtheit (Simon 2001). In wahrgenommenen Situationen wird eine Widersprüchlichkeit ausgemacht, die aus folgenden Elementen bestehen kann: Körpersprache versus gesprochenes Wort, Anstrengung versus Ergebnis oder Ehrgeiz versus Befähigung. In Witz, Slapstick, Ironie oder Parodie wird ganz bewusst mit dieser Widersprüchlichkeit gearbeitet, um Heiterkeit und ein damit verbundenes Lachen auszulösen.

BEISPIEL

Ein ungleiches Paar
Ein Mäuserich hat nur einen Herzenswunsch. Er möchte so gerne mit einer Elefantin Sex haben. Endlich findet er eine Elefantenfrau, die bereit ist seinen Wunsch zu erfüllen. Bereitwillig legt sie sich unter eine Palme. Während sich der Mäuserich redlich abmüht, schläft sie ein. Da fällt eine Kokosnuss auf ihren Kopf. Unsanft aus dem Schlaf gerissen, entfährt der Elefantenfrau ein „Aua". „Oh", antwortet der Mäuserich, „hab ich dir etwa wehgetan? Entschuldige, ich wollte nicht zu heftig sein" (mündliche Überlieferung aus dem Volksmund).

Humor als Ressource

Bereits in der Definition des Wörterbuchs der deutschen Gegenwartssprache (s. Humortheorien) wird deutlich, dass Humor als Ressource zu verstehen ist, die helfen kann, schwierige Situationen zu bewältigen. Humor als eine mögliche Haltung des Menschen zu sich und der Welt hat einen positiven Einfluss auf das Selbst- und Weltbild. Außerdem kann Humor als Modus der Kommunikation und Interaktion mit anderen Menschen eingesetzt werden.

Humor als Haltung

Verfügt ein Mensch über eine humorvolle Haltung, dann ist er in der Lage, eine Distanz zwischen sich und der ihn beeinträchtigenden Situation herzustellen. Denn nur aus einer gewissen Distanz kann die Komik einer Begebenheit wahrgenommen werden. Durch das Entdecken dieser Komik vollzieht sich nun ein Perspektivenwechsel. Der Betreffende ist nicht mehr ohnmächtig ausgeliefert, sondern indem dieses Erleben eine humorvolle Pointe erhält, verliert es seine bedrohliche Kraft. Insofern fungiert die Gabe des Humors als eine „Trotzmacht" (Frankl 1977), die Rückzugsmöglichkeiten aus der dominanten Wirklichkeit ermöglicht. Als jüdischer Psychiater verarbeitete Victor Frankl seine Eindrücke und Erfahrungen in den Konzentrationslagern in dem Buch „...trotzdem Ja zum Leben sagen- Ein Psychologe erlebt das Konzentrationslager". Aus seiner Sicht als Psychiater müssen etwa Angstpatienten lernen, ihrer Angst ins Gesicht zu lachen. Frankl war damit einer der ersten Therapeuten, die das Lachen in der Psychotherapie gezielt eingesetzt haben.

Der Humor widersetzt sich rigiden Moralvorstellungen und dem Diktat der Vernunft. Michael Titze, Psychotherapeut und Anwender des therapeutischen Humors, schreibt dazu:

„Edith Eger, eine Schülerin Viktor Frankls, wurde im Alter von sechzehn Jahren nach Auschwitz deportiert […] Es war der Alltag von Dantes Inferno, in dem Menschen vollständig ihrer Menschenwürde beraubt wurden. Doch selbst in dieser Hölle auf Erden erwies sich das Lachen, wie Edith Eger schreibt, als der ‚Rettungsanker persönlichen Überlebens'. Rückblickend stellt sie fest: ‚Die Fähigkeit zu lachen trug ihr (sic!) Teil dazu bei, eine sinnlose Lebenssituation zu bewältigen und sie erträglich zu machen.' Edith Eger erläutert dies an einem selbsterlebten Beispiel: ‚Nach der Ankunft in Auschwitz wurden meine Schwester Marga und ich entkleidet, und unser Haar wurde uns vollkommen abgeschnitten. Marga hatte lange, blonde Locken, die sie stets stundenlang aufzudrehen pflegte. Nun standen wir also da in einem Zustand äußerster Erniedrigung. Als sie mich fragte, wie sie jetzt aussehen würde, gab ich ihr zur Antwort: Du hast wunderschöne blaue Augen'" (Titze 1995, 22)!

Indem der Humor dazu befähigt, die Dominanz von Wirklichkeiten zu relativieren, verhindert er Dogmatismus und Fanatismus, und in Form von Selbstironie wird eine selbstkritische Haltung gefördert.

BEISPIEL

Stadtführung mit Augenzwinkern
Eine Stadtführung der besonderen Art bietet Ludwigshafen an. Nachdem die Satiresendung „Extra 3" die Stadt vor drei Jahren zur hässlichsten Stadt Deutschlands kürte, werden dort zweistündige Stadtführungen unter der Bezeichnung „Germany's Ugliest City Tours" zu hässlichen Orten angeboten. Die Nachfrage ist groß (ZEIT online 2021).

Humor als Modus der Kommunikation

Humor als Modus der Kommunikation wird als „soziales Schmiermittel" bezeichnet. Das gemeinsame Lachen oder Schmunzeln schaffen eine vereinte Heiterkeit, es verbrüdert. Wenn über dieselben Sachen gelacht wird, zeigt dies, dass man derselben Meinung ist, ohne dies explizit sagen zu müssen, und verringert dadurch Distanzen. Humor befähigt dazu, Kritik so zu äußern, dass der andere diese leichter annehmen kann, da sie verklausuliert geäußert wird und einen eher flüchtigen Charakter hat.

BEISPIEL

Katzenallergie
Ein Mann leidet an Katzenallergie, doch seine Ehefrau mag sich nicht von dem geliebten Tier trennen. Auf die Nachfrage, wie es ihm denn gehe, antwortet er im Beisein seiner Ehefrau: „Ich habe zwei Möglichkeiten, entweder meine Frau gewöhnt sich an mein asthmatisches Keuchen oder ich muss gehen.“

Die physiologische Wirkung von Lachen und Gelächter

Seit den aufsehenerregenden Aufzeichnungen von Norman Cousins, Wissenschaftsjournalist, weiß man von der heilenden Wirkung des Lachens. Cousins erkrankte in den 1970er Jahren an einer Spondyloarthritis, einer sehr schmerzhaften Erkrankung, die zu jener Zeit noch eine sehr schlechte Prognose hatte: Die Ärzte bescheinigten ihm eine Überlebenschance von 1:500. Dies wollte Cousins nicht akzeptieren. Deshalb suchte er nach neuen Wegen der Therapie. Er sah sich lustige Slapstick-Filme an oder ließ sich witzige Bücher vorlesen. Er bat Freunde, ihn regelmäßig zu besuchen und so viel wie möglich mit ihm zu scherzen und lachen. Cousins stellte fest, dass seine Schmerzen deutlich nachließen und er eine Stunde lang ohne Probleme schlafen konnte, wenn er zehn Minuten lang herzhaft gelacht hatte (Titze 1995). Die Erkenntnisse Cousins gaben der bereits in den 1960er Jahren entstandenen Humorforschung, der sogenannten Gelotologie, enormen Auftrieb. Diese hat die positive Auswirkung von Lachen in verschiedensten Studien belegt.

Lachen entspricht einer ausgiebigen körperlichen Aktivität mit mittlerem Anstrengungsgrad und wirkt als Eustress. Es werden mehr als 100 Muskeln aktiviert, und durch die intensivierte Atemtätigkeit wird die Sauerstoffversorgung verbessert. Glückshormone wie Endorphin oder Serotonin werden ausgestoßen und sorgen dafür, dass das Schmerzempfinden gemildert wird. Auf den Erregungszustand folgt eine Entspannungsphase, in der die Herzfrequenz, der Muskeltonus und der Blutdruck abgesenkt werden. Außerdem wurde im Speichel ein erhöhter Gehalt an Immunglobulin A nachgewiesen, und bei regelmäßigen Lachern steigt die Anzahl der Gamma-Interferone, Killer-T-Zellen und Antikörper. Somit stärkt Lachen auch die körpereigene Immunabwehr (Lieb 2020).

Inspiriert von Cousins´ Selbstversuchen wurde in den 1990er Jahren in Indien das Lachyoga entwickelt. Bereits 2013 gab es in 60 Nationen 6000 Lachclubs (McRae 2013), und der 1. Mai wurde zum Weltlachtag erkoren. Beim Lachyoga soll ein anfangs künstliches Lachen in echtes Lachen übergehen. Die Teilnehmer erlernen dabei zunächst das sogenannte Bauchatmen, das beim Lachen eine wesentliche Rolle spielt. Titze zitiert einen Teilnehmer:

> *„Das gemeinsame Reflexlachen ist meine persönliche Lieblingsübung. Ich liege mit dem Rücken auf dem Boden. [...] Die zuvor durch forciertes Atmen erzeugte Anspannung (sie kommt zu der alltäglichen Spannung noch dazu!) wird buchstäblich weggelacht. Sie löst sich in nichts anderes auf als Wohlgefallen, Lebensfreude und inneren Frieden. Ich hatte zuvor noch niemals so gelacht, vor allem dann nicht, wenn es keinen Grund dafür gab. Ich muß nicht daran denken, worüber ich lache. Es lacht mich, und zwar ohne Unterlaß. Ich will mich unbedingt darin üben, diese Fähigkeit in mein tägliches Leben zu integrieren. Das Lachen macht mich stark“ (Titze 2015, 244).*

Humor in Pflege und Sterbebegleitung

Funktionen des Humors

Humor entfaltet seine Kraft insbesondere in schwierigen Lebensumständen. Bereits Nietzsche (1844–1900) sagte: „Der Mensch allein leidet so tief, dass er das Lachen erfinden musste“. Die besten Witze gibt es seit jeher in diktatorischen Systemen. In der Gesundheitsbranche spielt der Humor vor allem in den Abteilungen eine große Rolle, in denen Pflegekräfte in besonderem Maß mit Leid und Tod konfrontiert werden, in schambesetzten Bereichen oder dort, wo das Anforderungsniveau sehr hoch ist, wie zum Beispiel im OP, in der Pathologie, auf onkologischen Stationen und in Hospizen. Dabei fungiert Humor als Bewältigungsmechanismus für Pflegekräfte und Patienten, er unterstützt bei äußeren Zwängen und bei den psychischen Belastungen, die mit Krankheit und Leid einhergehen.

Die amerikanische emeritierte Pflegeprofessorin Vera Rubinstein definierte drei Funktionen des Humors (Robinson 1999):

- Wichtige Botschaften übermitteln
- Soziale Bindungen knüpfen
- Widrigkeiten und schambesetzte Pflegesituationen bewältigen

Gerade in der Gesundheitspflege müssen viele gesellschaftliche Regeln und Tabus gebrochen werden. Patienten werden nach dem Stuhlgang befragt, oder Genitalien werden für Zugänge, z.B. Blasenkatheter, genutzt. Pflegekräfte haben häufig ein wunderbares Repertoire an witzigen Umschreibungen und Metaphern, um sich und die Patienten vor Peinlichkeiten zu schützen. Eine Menge Witze kursieren im Kontext von Nacktheit, Ausscheidungen und Klistieren. So heftete ein Patient, der in die Cafeteria gegangen war, einen Zettel mit folgendem Text an die Tür „der Morgenschiss kommt ganz gewiss, auch wenn es erst am Abend ist" (Robinson 1999, 51).

Die psychische Belastung aller Beteiligten ist im gesundheitlichen Kontext immer gegenwärtig. Konfrontiert mit einschneidenden Erfahrungen, Leid und Tod, entstehen eine Menge schwieriger Gefühle wie Angst, Verzweiflung, Aggression (s. 5.5.). Humor ist ein Ventil, um diesen Gefühlen Raum zu geben. Man bringt die Sache auf den Punkt und kann dennoch sein Gesicht wahren. Insbesondere bei aufkommenden Aggressionen wirkt Humor wie ein „Sicherheitsventil, das gerade genug Luft ablässt, um nicht zu explodieren" (Robinson 1999, 58). So sagte ein verärgerter Patient, der in aller Frühe zum Waschen geweckt wurde: „Wo kriegt man schon sonst morgens um halb sechs eiskaltes Wasser?" (Robinson 1999, 58) Und im Hospiz fragte ein Gast die Krankenschwester: „Schwester Martina, wissen Sie, was der Unterschied zwischen einem Tumor und einer Krankenschwester ist? Ein Tumor kann auch gutartig sein" (Bischoff 2020).

Humor als „Trotzmacht" für die Sterbebegleiter

Aus dem Vorangegangenen wird deutlich: Humor kann für alle mit Leid konfrontierten Menschen eine therapeutische Kraft entwickeln. Gezielt wird er angewandt, indem Klinikclowns regelmäßig Kinderkliniken und mancherorts auch Altenheime besuchen. Inzwischen werden Humortrainer und -therapeuten und das Pflegekonzept Humor eingesetzt. 2011 wurde die Stiftung HUMOR HILFT HEILEN gegründet und ungefähr zum gleichen Zeitpunkt der Verein HumorCare. Beide Initiativen fördern den Einsatz von Humor durch Ausbildung und Wissenschaft. (Näheres s. www.humorhilftheilen.de und www.hcda-akademie.de). Im Kontext dieses Abschnitts soll am Ende der Blick auf die präventive Kraft des Humors für die Sterbebegleiterinnen gerichtet werden.

Humor ist nichts Oberflächliches, sondern ein tiefes Einverständnis mit der Absurdität unserer Existenz, ohne jedoch von dieser Absurdität vollständig überrollt zu werden. Mit Witzen, Galgenhumor und schwarzem Humor verschaffen Sterbebegleiterinnen Abstand zwischen sich und dem belastenden Geschehen. Je makabrer eine Situation, desto schwärzer der Humor. Auf der Personaltoilette eines Hospizes hängen jede Menge Postkarten mit Karikaturen und schwarzem Humor rund um Sterben und Tod. So fragt z.B. auf einer Karte ein Kind seine Mutter: „Mama, krieg ich schulfrei, wenn Papa stirbt"? Inmitten von als ungerecht empfundenem Leid bringen diese Postkarten die Begleiterinnen zum Schmunzeln und Lachen, und für einen Augenblick ist das Schwere verschwunden.

Dabei bricht insbesondere der schwarze Humor mit gesellschaftlichen Tabus, indem er Witze über genau das macht, was schrecklich, grausam oder einfach nur unfassbar ist. Gerade darin liegt seine Kraft, denn er erlaubt, auch über das Furchtbarste noch zu lachen. Robinson berichtet von einer Krankenschwester, die an einem durch einen Arbeitsunfall zerquetschten und deshalb amputierten Arm die noch intakte Uhr entdeckte, und zu den anderen anwesenden Pflegekräften sagte: „Würde das nicht eine brillante Uhrenwerbung abgeben" (Robinson 1999, 73)? Schwarzer Humor darf, ja muss in manchen Situationen sein. Allerdings gilt es dabei, die Gefühle anderer nicht zu verletzen. Schwarzer Humor darf niemals im Beisein der Betroffenen geäußert werden. Grundsätzlich braucht Humor das Einverständnis aller, sich darauf einzulassen. Unsensibel angewandt kann Humor kränken, ausgrenzen und einsam machen. Es ist mit dem Humor wie mit jeder anderen hochwirksamen Medizin: Sie braucht eine sorgfältige Indikation. Deshalb hat HumorCare ethische Richtlinien über den Einsatz von Humor entwickelt (HumorCare 2010).

Humor fällt nicht vom Himmel. Eine Voraussetzung ist, dass man sich selbst nicht zu wichtig nimmt. Eitle Menschen sind zu einem wirklich hilfreichen und herzerwärmenden Humor nicht fähig. Zwar sind manche Menschen von Natur aus mit einem Sinn für Humor ausgestattet, doch die Fähigkeit, Humor gezielt für sich als Sterbebegleiterin zum eigenen Schutz und für die Patienten bzw. Gäste zur Unterstützung anzuwenden, kann durch Training und Schulung erworben und erweitert werden. Entscheidend ist zunächst die Entwicklung einer positiven Grundhaltung in Hinblick auf den Humor. Der Sinn für Humor kann bewusst geschärft werden, indem die alltägliche Komik wahrgenommen wird, die in so mancher Situation gegeben ist. Man kann sich ein Repertoire an guten Witzen aufbauen und diese dann auch erzählen, häufiger komische Filme anschauen und vor allem dabei seinen ganz persönlichen Humorstil finden und pflegen.

5.5 Umgang mit schwierigen Gefühlen

Die Funktion der Gefühle

Nach Marshall B. Rosenberg, einem Konfliktmoderator, der durch das Konzept der „gewaltfreien Kommunikation" international bekannt wurde, stehen Gefühle in einem unmittelbaren Zusammenhang zu unseren Bedürfnissen (Rosenberg 2005). Positive Gefühle wie Freude, Liebe, Glück haben wir, wenn unsere Bedürfnisse befriedigt werden. Werden unsere Bedürfnisse nicht berücksichtigt, spüren wir stattdessen negative Gefühle, wie Wut, Scham, Angst oder Ekel.

Max-Neef, ein chilenischer Wirtschaftswissenschaftler, entwickelte eine Taxonomie von neun bzw. zukünftig auch zehn menschlichen Grundbedürfnissen (Abb. 4). Er geht davon aus, dass diese menschlichen Grundbedürfnisse im Prinzip stillbar, zahlenmäßig gering und klassifizierbar sind, da sie unabhängig von Person, Ort, Kultur und historischer Epoche seien. Sie stünden miteinander in einer Wechselbeziehung und interagierten. Max-Neef vermutet, dass die Grundbedürfnisse entlang der Evolution des Menschen entstanden seien. Vermutlich seien „Identität" und „Freiheit" jünger als die übrigen, während ein zehntes Grundbedürfnis, „Transzendenz", vielleicht erst in Zukunft universell sein werde (Drekonja-Kornert 2001).

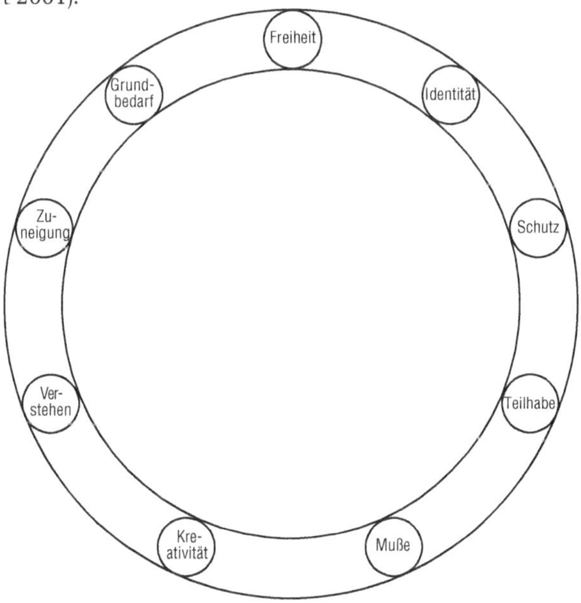

Abb. 4: Universelle menschliche Bedürfnisse nach Max-Neef

Obwohl negative oder schwierige Gefühle in der Tat eine Beeinträchtigung des Wohlbefindens bedeuten, – wer jemals panische Angst oder quälende Einsamkeit verspürt hat, weiß wovon ich schreibe –, sind sie eigentlich unsere Verbündeten. Sie machen uns aufmerksam für das, was geändert werden soll. Sie sind ein wichtiger Indikator für unbefriedigte Bedürfnisse. Bei den körperlichen Bedürfnissen – Max-Neef bezeichnet sie als Grundbedarf – ist das sehr einleuchtend. Das Gefühl von Durst ist ein Hinweis, dass der Körper Flüssigkeit benötigt. Obwohl unangenehm, schützt es uns vor Dehydration. Gleichermaßen haben auch alle anderen Gefühle die Funktion, für eine gute Lebensqualität zu sorgen. Denn die Befriedigung der universellen Bedürfnisse ist Grundlage für ein zufriedenes, erfülltes Leben. Negative Gefühle können demnach zu einem Entwicklungs- oder auch Veränderungsimpuls werden, wenn sie entsprechend beachtet werden.

BEISPIEL

Bedürfnisse äußern
Nach den letzten beiden Teamsitzungen war Pflegekraft R. ziemlich schlecht gelaunt und frustriert. In beiden Besprechungen konnte sie sich kein Gehör verschaffen. Eher zurückhaltend, war es ihr es nicht leichtgefallen, sich öffentlich zu bestimmten Sachverhalten zu äußern. Als sie sich dann nach einiger Überwindung doch zu Wort meldete, wurde sie schnell von anderen unterbrochen und konnte somit ihre eigene Meinung nicht ausreichend erläutern. Ihre Bedürfnisse nach Zuneigung, Teilhabe und Identität wurden nicht berücksichtigt. Nachdem ihr das klar geworden war, bat sie gleich zu Beginn der nächsten Teamsitzung darum, ausreden zu können, da es ihr ein Bedürfnis sei, von den anderen gehört zu werden.

Allerdings können negative Gefühle auch so etwas wie ein „Eigenleben“ entwickeln, indem sie nicht den Umständen entsprechend angemessen bzw. übertrieben sind. Dann können sie schädlich sein und in Form von z. B. Angststörungen oder unkontrollierbaren Aggressionen pathologische Formen annehmen.

Schwierige Gefühle im Kontext von Sterbebegleitungen bei erschwerten Abschieden

Die Zeit des Sterbens ist eine Schwellenzeit, eine Zeit des letzten großen Übergangs. Der Weg der Patienten, ihrer Familien und Freunde und auch der Sterbebegleiterinnen ist ein Weg intensiver Gefühle. Die Nähe des Todes konfrontiert mit elementaren, in ihrer Heftigkeit bisher unbekannten Emotionen. Diese Emotionen durchleben und durchleiden insbesondere die direkt Betroffenen (s.6.3.). Doch auch Sterbebegleiterinnen bleiben davon nicht verschont, sie werden konfrontiert und angesteckt. Dabei kann es sich um Schuld und Schuldgefühle (s. 4.2) handeln oder um Angst, Ärger und Wut, Hilflosigkeit, Scham, Ekel oder Trauer. Im Folgenden werden einige dieser Gefühle näher erläutert.

Angst

Angst ist eine der grundsätzlichen Verfassungen des menschlichen Daseins. Ein Leben ohne Angst ist nicht vorstellbar, schließlich ist sie es, die uns vor Gefahren und Gefährdungen warnt. Dabei muss zwischen Angst und Furcht unterschieden werden. Furcht richtet sich gegen etwas Bestimmtes. Angst hingegen ist eine „Furcht vor etwas Unbestimmten, vor etwas, das wir nicht erklären oder gar räumlich und zeitlich einordnen können, […] manchmal die Vorwegnahme einer unbekannten oder nicht notwendigerweise drohenden Gefahr" (Frazzetto 2016, 120).

Angstformen

Angst kann in drei Kategorien unterteilt werden:

- Alters- und entwicklungsabhängige Erscheinungsformen
- Angst im Erwachsenenalter
- Angst mit klinischer Relevanz

Das Gefühl der Angst wird wahrscheinlich bereits bei der Geburt erfahren, schon der Begriff Angst, abgeleitet von „Enge" weist darauf hin. Angst äußert sich in unterschiedlichen entwicklungs- bzw. altersabhängigen Erscheinungsformen (Stähli 2004). Dazu gehören die sogenannte Achtmonatsangst, die Trennungsangst des Kleinkinds, die Umwelt- und Sozialisationsangst des Schulkinds, die Reifungsangst in der Pubertät und begleitend mit zunehmenden kognitiven Fähigkeiten dann die Real- und Existenzangst.

Die Angst Erwachsener äußert sich in der Realangst, damit ist die Angst vor Krankheiten, Arbeitslosigkeit, Trennung usw. gemeint, und in der Existenzangst als „Angst vor dem vor uns liegenden Lebensweg, vor dem Tod oder davor, unseren Wert vor uns und den anderen zu verlieren" (Stähli 2004, 89).

Klinische Relevanz haben Phobien, generalisierte Angst- und Panikstörungen.

Angst in der Sterbebegleitung

Angst im Kontext von Sterbebegleitung ist eine stets gegenwärtige Emotion. Es sind Ängste, die aufgrund des Unbekannten und Ungewissen im Angesicht des drohenden Sterbens die Betroffenen und deren Angehörige quälen. Doch auch die Sterbebegleiterinnen werden mit diffusen Ängsten konfrontiert. Angst steckt an. Eine Atmosphäre der Angst wird als Spannung im Raum erfahren und legt sich beklemmend, geradezu körperlich spürbar, in Form von Unsicherheit und Anspannung auf die Helfenden. Zusätzlich haben Pflegende Angst vor plötzlichen, sie überfordernden Situationen wie massiven Tumorblutungen, akuten Atemnotattacken oder vor unberechenbaren emotionalen Ausbrüchen von Panik oder Aggressionen bei den Patienten oder Angehörigen. Sie haben Angst, Fehler zu machen, nicht angemessen zu reagieren, Angst vor der eigenen Sterbensangst und vor zu tiefer Trauer. Konfrontiert mit der akuten Todesangst der Sterbenden, erleben Pflegekräfte sich selbst in ihrer Begrenztheit und als ohnmächtig. Ihr ihr ureigenstes Anliegen, die Patienten zu schützen, erfüllt sich nicht mehr.

Hilflosigkeit und Ohnmachtsgefühle

Hilflosigkeit empfinden Menschen angesichts einer Unmöglichkeit, für sich selber oder für jemand anderen adäquat zu sorgen. Hilflosigkeit als subjektives Gefühl geht einher mit Sorge, Leid und dem Eindruck von Ausgeliefertsein. Das Gefühl korrespondiert mit Angst, insbesondere, wenn dieses Ausgeliefertsein dazu führt, dass sich der Betreffende als Opfer fühlt und keine Handlungsoptionen für sich erkennt. Hilflosigkeit kann auch mit Scham einhergehen, wenn das Selbstbewusstsein des Betreffenden auf seinem Helfen-Können beruht und selbstentwertende Gedanken dieses Gefühl der Hilflosigkeit und Ohnmacht begleiten (Schmidtbauer 1985). Hilflosigkeit kann ebenso einen objektiven Tatbestand beschreiben. So bezeichnen wir z. B. ein Neugeborenes als hilflos, da es vollständig auf die Unterstützung anderer angewiesen ist.

Pflegekräfte und ehrenamtliche Begleiter stoßen in ihrem Bemühen, den leidenden Sterbenden und Angehörigen bei den erschwerten Abschieden helfend beizustehen, nicht selten an ihren Grenzen. Ohnmächtig müssen sie mit ansehen, dass alle Interventionen nicht wirken, dass sie „mit ihrem Latein am Ende“ sind. Die Unruhe des Sterbenden ist medikamentös kaum noch zu beseitigen, der quälenden Atemnot nicht beizukommen. Ebenso hilflos stehen die Pflegenden der Trauer der Angehörigen gegenüber, die mitunter in einen psychischen Zusammenbruch mündet. Sie möchten so gerne irgendetwas tun, um dieses Leid zu mindern. Santorelli schreibt dazu:

„Der Schatten der Hilflosigkeit, die Angst vor Hilflosigkeit ist der Partner beim Helfen. [...] Ich habe in mir selbst bemerkt, daß Hilflosigkeit manchmal in der Verkleidung des Helfens daherkommt, das mich leicht in das Tun hineinbringt. Ich neige dann dazu, fieberhaft umherzuhasten und mir selbst und anderen Konzepte aufzuzwingen" (Santorelli 2009, 154–155).

Gelegentlich beschleicht auch mich das ungute Gefühl, dass das eine oder andere Pflegekonzept mehr den Helfern hilft als den Hilfsbedürftigen. Das Gefühl der Hilflosigkeit auszuhalten bedeutet schließlich, sich der gesamten Wucht des Leids zu stellen. Und das ist sehr schwer. Santorelli meint, dieser ständige Handlungsimpuls des Helfens resultiert aus dem Bedürfnis, die Existenzberechtigung des Helferberufs abzusichern. Stattdessen gehe es darum, sich für die Situationen zu öffnen, in denen man nicht helfen kann, dort, wo die beste Hilfe vielleicht nichts bewirkt. Er schreibt weiter:

„Wenn in Ihrem Leben das nächste Mal das Gefühl von Hilflosigkeit auftaucht, dann könnte es von Nutzen für Sie sein, mit dem Nicht-Handeln zu experimentieren. Es liegt eine Großzügigkeit des Herzens in unserer Bereitschaft, [gefühlsmäßig, Anm. d. Autorin] genau dort zu bleiben, wo wir gerade sind [...]" (Santorelli 2009, 157).

Ekel

Ekel ist ein intensiv empfundenes Gefühl der Abneigung und löst ein kräftiges „Nein" aus. Reaktionen des Unbehagens gehen zuweilen einher mit starken körperlichen Reaktionen wie Übelkeit und Brechreiz, Schweißausbrüchen, sinkendem Blutdruck oder gar Ohnmacht. Würgen bis hin zum Erbrechen stellt sich ein. Die Empfindung des Ekels ist meist an bestimmte Sinnesqualitäten gebunden und tritt überwiegend als Erfahrung der Nahsinne auf. Ekel wird nicht nur als Affekt verstanden, sondern auch als Instinkt. Die instinktive Reaktion in Bezug auf einen bestimmten Geruch, Geschmack oder Anblick ist angeboren, tritt allerdings erst im Laufe der ersten Lebensjahre, abgesehen von Geschmacksempfindungen, durch Sozialisation auf. Ekel dient der Prävention von Krankheiten. Für Sigmund Freud steht die Entwicklung des Ekels in engstem Zusammenhang mit der beginnenden Zivilisierung und Triebsublimierung des Menschen (Menninghausen 1999).

„Krankheit, Sterben und Tod tragen deutlich die Signatur des Ekels" (Stähli 2004, 73). Übelriechende Ausscheidungen, offene Wunden, Schleim, Eiter, röchelnder Atem und beginnender Verwesungsgeruch oder die Entstellung des ganzen Körpers können bei den Anwesenden Ekel auslösen. Ekel ist eine der am meisten belastenden Emotionen in der Sterbebegleitung bei erschwerten Abschieden. Im Beisein des Patienten müssen Pflegekräfte auch angesichts stark ekelauslösender Situationen wie zum Beispiel Koterbrechen handlungsfähig bleiben. Bedenkt man die mit Ekel verbundenen, bisweilen starken körperlichen Reaktionen, scheint das geradezu unmöglich zu sein. Ekelerfahrungen bleiben in der Erinnerung über eine lange Zeit nahezu ungeschwächt gegenwärtig und sensibilisieren für zu erwartende ähnliche Situationen (Stähli 2004).

Da die Ekelgrenzen individuell unterschiedlich ausgeprägt sind, können selbstverständlich weniger sensible Kolleginnen Pflegeverrichtungen übernehmen, die bei anderen starke Ekelgefühle auslösen. Doch nicht immer ist das möglich. Erschwerend kommt hinzu, dass das Empfinden von Ekel als „unprofessionell" und persönliches Versagen empfunden werden kann, vor allem dann, wenn es vor den Patienten nicht zu verbergen ist. Dann gesellen sich zu dem Gefühl des Ekels noch Gefühle von Scham und Schuld.

Ekelgefühle können reduziert werden oder gar ganz verschwinden, wenn eine nahe empathische Beziehung zu dem Sterbenden besteht bzw. entwickelt werden kann. Als Kinderkrankenschwester konnte ich das bei mir im Zusammenhang mit der Pflege schwerstbehinderter Kinder beobachten. Nicht selten löste ihr Anblick Abneigung und Ekel aus, doch je intensiver ich mich diesen Kindern zuwandte, desto mehr verschwand dieses Gefühl.

Zumindest in Bezug auf unangenehme Gerüche können sich Pflegende auch aktiv vor Ekelgefühlen schützen. So empfiehlt Stähli den Einsatz von ätherischen Ölen wie Rose oder Mandarine, um damit das Übelriechende zu entkräften.

Vom Umgang mit schwierigen Gefühlen bei erschwerten Abschieden

In ihrer bereits 1994 veröffentlichten Magisterarbeit „Die Last des Mitfühlens: Aspekte der Gefühlsregulierung in sozialen Berufen am Beispiel der Krankenpflege" untersuchte Gabriele Overlander, Krankenschwester und Supervisorin, wie mit schwierigen Gefühlen in der Krankenpflege umgegangen wurde (Overlander 1994). Sowohl im privaten als auch beruflichen Kontext haben wir es mit „Gefühlsnormen" zu tun, die als sogenannte „Soll-gefühle" bezeichnet werden. Sehr häufig wird jedoch eine Diskrepanz zwischen dem gerade Erlebten und dem, was eigentlich gefühlt werden soll, empfunden. Dann muss die Pflegende Gefühlsarbeit leisten, d.h. sie ist aufgefordert, einen angemessenen Umgang mit diesen nicht erwünschten, in diesem Buch als „schwierig" bezeichneten Gefühlen zu finden.

Overlander bezieht sich dabei auf Hochschild, der Untersuchungen an Stewardessen durchgeführt hat. Demnach werden die Techniken der Gefühlsarbeit in drei Kategorien unterteilt: die körperliche Ebene, die expressive Ebene und die kognitive Ebene.

Auf der **körperlichen Ebene** geht es darum, die körperlichen, für andere wahrnehmbare Reaktionen auf nicht erwünschte Gefühle zu kontrollieren, z. B. das Zittern in der Stimme zu unterdrücken. Ein Ratschlag besteht darin, bei Ärger über die Fluggäste wiederholt die Toilettenspülung zu bedienen, um so den Ärger herunterzuspülen.

Auf der **expressiven Ebene** wird versucht, die soziale Gestik und Mimik so einzusetzen, dass das erwünschte Erscheinungsbild, z. B. ein freundliches Lächeln, trotz vorhandenen Ärgers erscheint. Diese beiden Ebenen werden als Oberflächenhandeln bezeichnet, denn hier wird nur am Gefühlsausdruck gearbeitet.

Am wirkungsvollsten ist die Gefühlsarbeit, wenn auf der **kognitiven Ebene** gearbeitet wird, das sogenannte Tiefenhandeln. Dabei wird das Geschehene so uminterpretiert, dass der Grund des Ärgers verschwindet. Oder die Stewardessen versetzen sich ähnlich wie Schauspieler in Situationen, in denen sie das gewünschte Gefühl, z. B. Freundlichkeit, spüren können.

Mit dem Tiefenhandeln verändert man das wahre Gefühl, statt lediglich am Gefühlsausdruck zu arbeiten. Dr. Caroline Bohn, Erziehungswissenschaftlerin und Dozentin im Gesundheitswesen, zitiert in diesem Zusammenhang eine Pflegekraft:

> *„So sage ich mir, dass die demente Bewohnerin nichts dafür kann, wenn sie mit ihrem Stuhlgang spielt und ihn in den Mund steckt. Auf diese Weise erzeuge ich Mitgefühl oder Mitleid in mir und rufe damit ein Gefühl hervor, das meinen Ekel zurückdrängt"* (Bohn 2015, 43–44).

Bohn empfiehlt, sich etwas Schönes vorzustellen oder innere Bilder zu erzeugen, die zu dem erwünschten Gefühl passen. Freilich müssten die Notwendigkeit und Technik der Gefühlsarbeit bereits in der Ausbildung thematisiert und geübt werden. Denn die kontinuierliche Kontrolle gegenüber eigenen negativen Gefühlen, die Fähigkeit, diese zu verbergen oder besser noch zu verändern durch tiefenhandelnde Gefühlsarbeit, ist eine tägliche Anforderung an die in Pflegeberufen tätigen Menschen, insbesondere, wenn die zu Pflegenden in besonderem Maß auf Trost, Sicherheit und Unterstützung angewiesen sind, wie es bei erschwerten Abschieden der Fall ist.

„Es ist unprofessionell, mitzuweinen, wenn Angehörige oder die Betroffenen über eine schlimme Diagnose weinen", meinte neulich eine Pflegekraft. Bei solchen Äußerungen bin ich allerdings skeptisch. Selbstverständlich kann man nicht ungeschützt die zu Pflegenden mit den eigenen negativen Gefühlen, insbesondere wenn es sich um Ärger, Angst oder Ekel handelt, konfrontieren. Es würde deren Leid oder Verwirrung möglicherweise noch verstärken. Doch die oben beschriebene Gefühlsarbeit fordert ihren Tribut. Sie birgt die Gefahr, sich auf Dauer von den eigenen Gefühlen zu entfernen und damit zu verlernen, liebevoll die eigenen Gefühle und die dahinterstehenden Bedürfnisse wahrzunehmen (Bohn 2015). Pflegekräfte, die solcherart „erkaltet" sind, erkranken langfristig an den Folgen solchen gegen sich selbst gerichteten Denkens und Handelns. Außerdem können sie dann nicht mehr empathisch die Bedürfnisse anderer wahrnehmen.

Mittlerweile wird – glücklicherweise – ein differenzierterer Umgang mit negativen Gefühlen gelehrt. Damit die manchmal unumgängliche Gefühlskontrolle während des unmittelbaren Patientenkontakts sich nicht gegen die Pflegekräfte selber richtet, braucht es im Anschluss an den gefühlsauslösenden Moment Räume des Rückzugs und der Selbstbesinnung. Dort werden diese Gefühle wieder zugelassen und nachgespürt. Bereits in dem erörterten Konzept der achtsamkeitsbasierten Stressreduktion wird die Bedeutsamkeit des achtsamen Umgangs mit allen Empfindungen propagiert.

Auch Stähli fordert in seinem Buch „Umgang mit Emotionen in der Palliativpflege" (Stähli 2004) dazu auf, diese Gefühle anzunehmen. Im Vertrauen darauf, dass diese negativen Gefühle zu ertragen sind, geht es darum, sie noch einmal intensiv zu empfinden und den damit einhergehenden körperlichen Reaktionen und Handlungsimpulsen nachzuspüren. Idealerweise mithilfe anderer Personen kann über die Bedeutung dieser belastenden Gefühle im eigenen Leben nachgedacht bzw. gesprochen werden. In einem Reflexionsprozess wird eine Situationsanalyse mittels folgender Fragen durchgeführt:

- Was genau hat dieses negative Gefühl aufkommen lassen?
- Welche Handlungsimpulse musste ich in der Situation unterdrücken?
- Welches Bedürfnis wurde missachtet?
- Wie bin ich mit meinem Gefühl umgegangen?
- Wie hilfreich war dieses Verhalten?
- Was würde mir jetzt guttun?

Solche und ähnliche Fragen helfen, Abstand zu der Situation zu finden, um dadurch die Emotion differenzierter benennen zu können. Denn die Welt der Gefühle ist sehr komplex. Nicht immer kann man auf Anhieb sein Gefühl genau benennen (Bohn 2015). Des Weiteren gilt es, zu verstehen, welche Bedeutung und ggf. Geschichte gerade diese Emotion in meinem Leben hat. Ggf. werden durch diesen Reflexionsprozess notwendige Änderungen im eigenen Verhalten oder die Notwendigkeit strukturelle Änderungen vorzunehmen, erkannt. Auch Supervision und Beratung sind gute Möglichkeiten, Klarheit über eigene schwierige Gefühle zu bekommen.

BEISPIEL

Den eigenen Bedürfnissen Raum geben
Wenn Gäste über einen langen Zeitraum im Hospiz sind, entwickelt sich häufig ein sehr vertrautes, beinahe freundschaftliches Verhältnis. Einmal ist so ein Gast verstorben, ohne dass ich mich in irgendeiner Form von ihm verabschiedet hätte. Eine unterschwellige Trauer erfüllte mich. Es fühlte sich an wie ein nicht zu Ende gelesenes Buch, welches immer noch aufgeschlagen auf meinem Nachttischchen liegt. Ich verstand, dass ich Abschlüsse brauche.

Vor kurzem verschlechterte sich dann der Zustand eines anderen Gastes, den ich seit einem Jahr regelmäßig aufsuchte, um mit ihm zu plaudern oder ihm etwas vorzulesen. Ich überwand meine Scheu, trotz Anwesenheit seiner Kinder zu dem sterbenden Gast zu gehen, setzte mich eine Weile zu ihm und verabschiedete mich. Den Angehörigen erklärte ich, dass ich ihren Vater sehr gemocht hatte und eine Verabschiedung brauche.

Vielleicht sollten Sterbebegleiterinnen vielmehr lernen und lehren, dass sie sich mit ihren negativen Gefühlen getrost den Patienten und Angehörigen zumuten können, sofern diese Gefühle nicht gegen die Betroffenen gerichtet sind. Hätte es nicht sogar etwas Tröstliches, wenn es eine Solidargemeinschaft der Leidenden und Trauernden gäbe? Ist nicht die Vorstellung irreführend, Pflegekräfte würden ausbrennen, wenn sie mit jedem Leidenden mitleiden würden? Besteht nicht eine viel größere Gefahr des Ausbrennens oder Erkaltens, wenn wir aus Angst vor schwierigen Gefühlen diese erst gar nicht zulassen?

Exkurs: Resilienz als Ressource

Begriff, Geschichte und Bedeutung
Der Begriff Resilienz, lat. resilire, „zurückspringen" „abprallen", stammt ursprünglich aus der Physik und beschreibt die Fähigkeit eines Körpers, nach Druck wieder seine ursprüngliche Form anzunehmen. Gern wird das Bild eines Schwamms benutzt, der immer wieder in seine ursprüngliche Form zurückkehrt. Resilienz als psychische Widerstandskraft beschreibt „die Fähigkeit, schwierige Lebenssituationen ohne anhaltende Beeinträchtigung zu überstehen" (Duden online o.J.). Der Mainzer Resilienzforscher Prof. Dr. Raffael Kalisch definiert Resilienz als „Aufrechterhaltung oder schnelle Wiederherstellung der psychischen Gesundheit während oder nach Widrigkeiten (Stressor-Exposition)" (Mauritz o.J.a).

Emmy Werner, einer Psychologin, Jahrgang 1929, gilt als eine wichtige Begründerin der Resilienzforschung. Sie beobachtete zusammen mit einem Team über 40 Jahre lang über 600 Kinder, die 1955 auf der Insel Kauai geboren wurden und dort in äußerst schwierigen Verhältnissen lebten. Ca. 1/3 der Kinder entwickelten sich trotz der widrigen Umstände gut, waren erfolgreich in Schule, sozial integriert und zeigten keinerlei soziale Auffälligkeiten. Diese und andere Studien führten zu der Erkenntnis, dass ungünstige Startbedingungen nicht zwingend zu Elend und Misserfolg führen müssen. Zudem zog Werner den Schluss, dass Resilienz erlernbar und nicht angeboren ist (Mourlane 2015).

Die sieben Resilienzfaktoren

Die sieben Resilienzfaktoren wurden von den US-amerikanischen Forschern Dr. Karen Reivich und Dr. Andrew Shattel durch langjährige Forschung und den aus über zehn Jahre stattfindenden Trainings gewonnenen Erfahrungen ermittelt. Im deutschsprachigen Raum werden sie auch als Säulen der Resilienz bezeichnet.

Die sieben Faktoren in der Übersetzung von Mourlane sind: (1) Emotionssteuerung, (2) Impulskontrolle, (3) Kausalanalyse, (4) realistischer Optimismus, (5) Selbstwirksamkeitsüberzeugung, (6) Zielorientierung. (7) Empathie (Mourlane 2015).

Emotionssteuerung: Der Fähigkeit, seine Emotionen zu steuern, kommt im Resilienzkonzept eine zentrale Bedeutung zu. Der Umgang mit schwierigen Gefühlen unabhängig vom Resilienzkonzept wurde in diesem Kapitel bereits erläutert. Mourlane beschreibt resiliente Menschen als Menschen mit dem unbändigen „[...] Willen, dass es ihnen gut geht“ (Mourlane 2015, 47). Das bedeutet, diese Menschen ergreifen in Situationen, die mit belastenden Emotionen einhergehen, sehr schnell richtige Maßnahmen, damit es ihnen emotional wieder besser geht. Diese Maßnahmen bestehen zumeist darin, negativ gedeutete Situationen so umzudeuten, dass positive Gefühle entstehen. So kann man angesichts einer defekten Rolltreppe in Wut über die unzulängliche Wartung geraten oder es als eine unerwartete Möglichkeit ansehen, etwas für sein körperliches Fitness zu tun.

Impulskontrolle kann im Rahmen des Resilienzkonzepts auch als Disziplin verstanden werden. Resiliente Menschen lassen sich nicht von unmittelbaren Impulsen steuern oder ablenken, sondern verfolgen konzentriert ihr gesetztes Ziel. Somit beschreibt Impulskontrolle die Fähigkeit, sein eigenes Verhalten in Drucksituationen zu steuern und sich über einen längeren Zeitraum auf eine Aufgabe zu konzentrieren. Dafür werden klare Strategie entwickeln, um Ziele zu erreichen, es wird im Voraus geplant und nicht aufgegeben, wenn etwas nicht gut läuft.

Kausalanalyse beschreibt die Bereitschaft, ein Problem, zeitlich und inhaltlich, gründlich und treffend zu analysieren und die dadurch gewonnenen Erkenntnisse für zielführende Handlungsstrategien zu nutzen, statt sich über das Problem zu ärgern. Das hat zur Folge, dass derselbe Fehler nicht wieder gemacht wird und dass nicht zu früh aufgeben wird. Ressourcen werden sinnvoller eingesetzt. Mourlane berichtet von einer seltsam klemmenden Kellertür in seinem Haus, die nur mit großem Druck und dann auch nur unzureichend geöffnet werden konnte. Über diese Tür und den unfähigen Konstrukteur hatte er sich jahrelang geärgert, bis ein Bekannter eines Tages an der Tür zog und diese sich daraufhin mühelos und vollständig öffnen lies. Hätte Mourlane rechtzeitig eine Kausalanalyse vorgenommen, hätte er einige Jahre Mühe und Ärger vermeiden können.

Realistischer Optimismus besteht aus der Überzeugung, dass sich Dinge zum Guten wenden können und werden. Er geht einher mit der Fähigkeit, auch in sehr schwierigen Situationen eine Sinnhaftigkeit und etwas Positives zu sehen und zu entdecken. Realistischer Optimismus bedeutet nicht, vorhandene Gefahren oder Schwierigkeiten auszublenden, sondern diese als Möglichkeit zu sehen, vorbeugend tätig zu werden. Es handelt sich also immer auch um eine realistische Einschätzung ohne übertrieben Optimismus.

Selbstwirksamkeitsüberzeugung beschreibt die Überzeugung, dass durch eigenes Handeln Dinge verändert werden können. Schwierige Situationen werden als Herausforderungen angenommen, an denen man wachsen und sich erproben kann. Resiliente Menschen leben mit der Überzeugung, „[…] das Heft des Lebens selbst in der Hand zu haben“, sie sind nicht „[…] Opfer, sondern Schöpfer der Welt“ (Mourlane 2015, 59–60). Mit dieser Haltung gewinnen sie Gelassenheit und Kontrolle über sich und ihre emotionalen Zustände.

Zielorientierung: Hochresiliente Menschen setzen sich klare Ziele und verfolgen diese überwiegend unabhängig von der Meinung anderer, versehen mit der Überzeugung, einen guten Job zu machen. Die Menschen sind neugierig und haben ein klares Bild von dem, was sie erreichen möchten. Sie unternehmen selbstbewusst, gelassen und konsequent „im Hier und Jetzt“ die notwendigen Schritte und sind mit der dafür notwendigen Disziplin ausgestattet.

Empathie ist die Fähigkeit, sich in die Gedanken und Gefühlswelt eines anderen Menschen zu versetzen, und ermöglicht es somit, mehr Verständnis für das Gegenüber aufzubringen. Im Kontext des Resilienzkonzepts befähigt Empathie dazu, einen Perspektivenwechsel vorzunehmen und dadurch Handlungsoptionen zu entwickeln. Empathie macht Menschen erfolgreicher und hilft, Emotionen zu steuern.

Resilienzentwicklung

Zusammengefasst besteht Resilienz vor allem aus einer bestimmten Haltung. Haltungen werden im Lauf des Lebens durch Erfahrungen entwickelt. Sie sind Grundüberzeugungen, die das Handeln und Fühlen bestimmen, und sie sind veränderbar. Das kann ein steiniger und mühsamer Weg sein, der nur durch Reflexion und der Bereitschaft, selbstkritisch mit sich umzugehen, erfolgreich sein kann. Die Resilienzakademie hat zehn Impulse zur Stärkung der Resilienz veröffentlicht. Der 10. und vielleicht wichtigste Impuls lautet: „Was immer du auch tust, tue es aus einem guten Zustand heraus“ (Mauritz o.J.b). Damit verbunden ist die Aufforderung, Verantwortung für das eigene Wohlergehen zu übernehmen.

6 Psychosoziale Interventionen in der Begleitung Schwerstkranker und Sterbender

In diesem letzten Abschnitt des Buchs sollen einige zentrale Möglichkeiten aufgezeigt werden, wie Pflegende Schwerstkranke, Sterbende und deren Angehörige unterstützen können. Sterbebegleiterinnen werden Handreichungen geboten, damit sie diesen Menschen Beistand leisten können. Selbstverständlich kann das in diesem Rahmen nicht vollständig und umfassend geschehen. So wird der ganze, jedoch sehr wesentliche Bereich der Symptomkontrolle hier nicht dargestellt, stattdessen habe ich mich auf einige psychosoziale Unterstützungsmöglichkeiten beschränkt.

Dabei ist es mir ein besonderes Anliegen, den Aspekt des Tröstens zu betonen, und zwar aus doppeltem Grund. Zum einen wird dieses Thema wenig in der Pflegeliteratur behandelt. Möglicherweises mutet es etwas antiquiert an. Zum anderen ist dieser Aspekt der Sterbebegleitung das Leitmotiv für alle folgenden Ausführungen. Mit anderen Worten: Alle nachfolgend beschriebenen Interventionen sind als Formen des Tröstens zu verstehen.

6.1 Trost und Trösten

Unter allen Wesen sind Menschen wohl diejenigen, die am meisten des Trostes bedürfen. Das mag mit den Eigenschaften ihrer Seele, ihres Geistes zusammenhängen. Denn Menschen sind in der Lage, die Diskrepanz zwischen dem, was ist, und dem, was sein könnte, wahrzunehmen. Und trotzdem: Trösten als Handlung im beruflichen Kontext mutet ein wenig unprofessionell an, weswegen es gern durch andere Begriffe wie z.B. „Beistand leisten" ersetzt wird. Es „hat in der Moderne den Beigeschmack vom billigen Versuch bekommen, den Leidenden und Sterbenden zu beruhigen und ihm ein wenig über die Trostlosigkeit seiner Lage hinweg zu helfen" (Weiher 2014, 214). Sagt doch schon Goethe in den Wahlverwandtschaften: „Es gibt Fälle, […] wo jeder Trost niederträchtig und Verzweiflung Pflicht ist" (Goethe 1809).

Dabei ist es genau das, was diese Menschen am meisten brauchen: Trost. „Der Sterbende ist das trostbedürftigste Wesen, das es gibt" (Wils 2007, 228). Dieses Wissen um die Trostbedürftigkeit führt zwangsläufig zu dem dringlichen moralischen Appell, Trost zu spenden. Intuitiv, wahrscheinlich vom Verhalten der Eltern gelernt, tröstet bereits das Kleinkind andere Kinder, wenn diese weinen. Aber was genau ist Trost? Wie funktioniert er, und wie kann man Trost spenden? Um dieses beim näheren Betrachten rätselhafte Phänomen ein wenig zu ergründen und mit konkreten Vorstellungen, Bildern und Emotionen zu füllen, erfolgt hier eine erste Annäherung anhand verschiedener Begrifflichkeiten rund um den Begriff.

Trostlosigkeit

Das Adjektiv „trostlos" wird gerne in Verbindung mit geografischen Gegebenheiten oder Räumen benutzt. Trostlose Umgebungen sind kalt, trist, öde, bleiern, deprimierend, grau. Hier findet man keine Geborgenheit, Sicherheit und Heimat. Auch Menschen können in einem trost-losen Zustand sein. Sie haben niemand oder nichts, was sie trösten könnte, und sind somit in einem bedauernswerten, verzweifelten Zustand.

Untröstlich sein

Untröstlich ist der Mensch, der keinen Trost annehmen kann. Das mag an dem Ausmaß des Leids liegen oder an der erstarrten Haltung des Leidtragenden; der Mensch ist keinem Trost zugänglich. Denn Trost kann man nur erhalten, wenn die Bereitschaft vorhanden ist, Schmerz abzugeben, loszulassen und damit ein wenig Passivität zuzulassen. Theatralisch, übertrieben wird der Begriff benutzt, wenn es um das Bedauern eines Missgeschicks geht. Dann ist z.B. jemand untröstlich darüber, irgendetwas vergessen zu haben.

Nicht ganz bei Trost sein

Diese Redensart wird benutzt, wenn jemand etwas Unverständliches oder Unsinniges tut, nicht zurechnungsfähig oder gar verrückt ist. „Bist du noch ganz bei Trost?", so wird gefragt, wenn einem das Handeln und Reden des Angesprochenen völlig unsinnig vorkommt. Damit werden Trost und Verstand in einen unmittelbaren Zusammenhang gebracht, oder, pointierter formuliert: Untröstlich sein geht anscheinend mit dem Verlust des Verstands einher. So lässt Thea Dorn, die über das verordnete einsame Sterben ihrer Mutter wütende Johanna schreiben:

„Und du fragst mich, ob ich noch bei Trost bin? Natürlich habe ich begriffen, welche Denkübung du in diese Frage verpackst. Du willst mir nahelegen, dass ich den Verstand verliere, wenn ich nicht zu Trost komme" (Dorn 2021, 35).

Vertrösten

Der Thesaurus des digitalen Wörterbuchs gibt dazu folgende Synonyme an: „jemanden auf etwas warten lassen, (jemanden) im Unklaren lassen, Zeit gewinnen wollen, ausweichen, ausweichende Antworten geben, hinhalten [...] jemanden abspeisen, schmoren lassen, zappeln lassen" (Digitales Wörterbuch der deutschen Sprache o. J.). Im Kontext unseres Themas ist Vertrösten das, was man genau nicht tun darf, es ist der billige Trost, mit dem man sich das Leid des anderen vom Leibe hält. Mag sein, dass mancherorts das Trösten nicht mehr gewagt wird aus Furcht zu vertrösten.

Trost

Der ursprünglich rechtliche Begriff „Trost", der mit „treu" und „trauen" (englisch „trust"), verwandt ist, „wird von christlichen Missionaren um 700 n. Chr. mit dem lateinischen „consolatio" gleichgesetzt und damit in den Bereich der Ethik und des Glaubens überführt" (Redensartenindex o. J.). Nach Erhard Weiher, Physiker, Theologe und Klinikseelsorger, lässt sich der Begriff „Trost" ableiten von dem indogermanischen Begriff für Kernholz, einem Symbol für Festigkeit und Stärke. Demnach steht Trost für die Festigkeit, die durch Zuspruch als seelische Stärkung gegeben und erhalten wird. Außerdem hat Trost etwas mit Vertrauen zu tun: Man vertraut demjenigen, der Trost spendet, und dieses Vertrauen ist Voraussetzung, um das Tröstende oder Tröstliche annehmen zu können. So vertraut ein kleines Kind seiner Mutter, die es nach einem schmerzhaften Sturz in den Armen wiegt, den Schmerz wegpustet und vielleicht eine tröstliche Melodie summt. Und obwohl der Schmerz ja nicht wegzupusten ist, so ist das Kind dennoch getröstet und das Weinen ebbt allmählich ab. Doch von einer ihm unbekannten Person wird dieses Kind sich nur schwerlich trösten lassen. Trost ist die denkwürdige Erfahrung, dass zwar das Leiden bestehen bleibt, aber sozusagen das Leiden am Leiden aufgehoben wird. Der Trost beseitigt nicht das Übel selbst, sondern beeinflusst dessen emotionalen und kognitiven Kontext.

Was tröstet?

Die Konfrontation mit Leid und Schmerz kostet Energie, und deshalb besteht nach Wilhelm Schmid, freier Philosoph und Autor, Trost in der neuerlichen Zufuhr von Energie. Trost bewirkt, dass Menschen wieder Kraft verspüren. „Wer Trost erfährt, gewinnt neues Vertrauen in sich und andere, in das Leben und die Welt“ (Schmid 2021). So sind es insbesondere sinnliche Erfahrungen, die Trost spenden. Dabei ist die Art und Weise des Trostes immer an gesellschaftliche Konventionen gebunden und hat vielfach ritualisierte Formen.

Schönes sehen

Mit dem Gesichtssinn kann Schönes wahrgenommen werden, denn ein schöner Anblick ist ein tröstlicher Anblick. Das kann die Schönheit in der Natur sein, ein Blatt, versehen mit einem Tautropfen wie eine Träne, ein Sonnenuntergang oder der weiße Nebel, der sich am Abend in die Täler legt. Trösten kann eine schöne Umgebung, ein gemütlicher Raum, eine brennende Kerze. Deshalb ist es wichtig, Orte der Trauer und des Leids schön zu gestalten. So legen Hospize großen Wert auf ästhetisch ansprechend eingerichtete Räume. Blumen und brennende Kerzen schaffen während einer Trauerfeier einen schönen Raum, während die unter medizinischen, arbeitstechnischen und hygienischen Gesichtspunkten gestalteten Intensivstationen als hochgradig trostlos empfunden werden.

Gutes schmecken

Wieder „Geschmack am Leben finden“, kann man tatsächlich auch im Genießen eines guten Essens. In dem Roman „Zusammen ist man weniger allein“ beschreibt Anna Gavalda, wie eine junge Frau nach langer Krankheit erstmalig wieder eine Suppe genießt.

> *„Es roch ganz eigen. Heiß, nach Fett, goldbraun wie Cadmium. Mit den durchsichtigen Perlennudeln und den smaragdgrünen Spitzen der Kräuterbeigaben war es wunderschön anzusehen. Sie saß einige Sekunden regungslos, ehrerbietig da, hielt den Löffel vor sich und nahm dann ganz vorsichtig einen ersten Schluck, er war ziemlich heiß. Sie leerte andächtig ihren Teller, die Augen zwischen jeden Löffel geschlossen. Sie leckte ihren Teller leer, damit ihr kein Tropfen entging“ (Gavalda 2006, 137).*

Menschen kennen ihre Trostkost: Schokolade, Suppe, Lakritz. Im Hospiz habe ich eine Frau kennengelernt, die aufgrund ihrer Erkrankung nur noch passierte Kost essen konnte. Doch mit kindlicher Freude erwartete sie jede Mahlzeit, und mit sichtlichem Genuss lobte sie immer wieder dieses Essen.

Wohltuendes hören

Musik und Worte können trösten.

> *„Ein einzelnes Musikstück kann voller Trost sein, etwa das gleichmäßige Dahinplätschern der 24 Préludes von Frédéric Chopin, ein Vorspiel für jede Stunde des Tages, Nachklang der wohltemperierten Präludien von Johann Sebastian Bach: Der volle Wohlklang bringt die Seele zum Erklingen, der Wechsel zwischen Dur und Moll gibt der ganzen Spannweite der Empfindungen eine Sprache" (Schmid 2021).*

Musik ist der Schlüssel zur Seele, sie lässt Menschen weinen, die bisher wie versteinert eingeschlossen in ihrem Schmerz waren. So gibt es in der katholischen Liturgie eine Bitte um die Gabe der Tränen. Alles, was seelische Energien in Bewegung bringt, kann trösten. Dies gilt auch für das Weinen unter dem Eindruck einer Musik, „deren genaue Bemessenheit dem aus den Fugen geratenen Leben ein Maß gibt" (Schmid 2021).

Gleichermaßen können gute Worte in Form eines Gedichts, kluge Aphorismen oder Geschichten den Leidenden aufrichten, indem sie seine Aufmerksamkeit auf andere Gedanken lenken.

Körperliche Nähe spüren

Berührungen trösten. Menschen, die in ihrer eigenen Trostgeschichte die Umarmungen und das Streicheln ihrer Mütter fest verankert haben, wissen das. Diese Berührungen teilen uns mit, wir sind nicht allein auf dieser Welt; Menschen nehmen Anteil an unserem Leid. Umarmungen spenden Geborgenheit und Nähe. Schmid spricht von der „Ummantelung durch den anderen" und spielt damit auf den Begriff „Palliative Care" (von lat. „pallium", Mantel) an. Wenn Menschen Trost spenden, indem sie den Trostbedürftigen in den Arm nehmen, ihn behutsam an der Schulter berühren oder streicheln, dann stellen sie damit nicht nur einen Körperkontakt her, sondern vor allem einen Seelenkontakt. Denn in schweren Lebenskrisen und insbesondere beim Sterben können die vertrauten Bewältigungsstrategien die eigene Identität nicht mehr sichern. „Der Mensch braucht einen anderen als Selbstobjekt, einen Beziehungsraum, in dem er seine Identität neu suchen und ertasten kann" (Weiher 2014, 215).

Sinn sehen

Vor allem anderen jedoch tröstet Sinnhaftigkeit. Wo Zusammenhänge, also „Sinn", entdeckt wird, schöpfen Menschen neue Kraft. Die Frage nach dem „Warum" führt in der Regel nicht weiter, doch auf das „Wozu" finden Menschen häufig eine Antwort, denn unabhängig von den Ursachen des Leids können

Menschen für sich andere mögliche Zusammenhänge und Deutungen finden. In dem Film „Das Leben ist schön“ von Roberto Benigni erklärt ein Vater seinem Sohn im KZ, dass das alles nur ein Spiel sei. Wer durchhalte, gewinne am Ende eine lustige Fahrt mit einem Panzer. Mit dieser eigentlich absurden Konstruktion, stiftete der Vater einen Sinn in all diesem Grauen und damit eine Überlebenshilfe für den Sohn.

Das Leid kann als Herausforderung angenommen werden, es kann dazu befähigen, andere Menschen besser verstehen und trösten zu können. Menschen erinnern sich an vergangene schwierige Situationen, die auch bewältigt wurden, oder daran, dass es anderen noch viel schlechter geht. Nach Schmid bezieht das Leben seine Spannung aus seiner Polarität. Wenn nur das Positive, das Angenehme, Gute und Lustvolle allein übrigbliebe, dann würde es seinen Reiz verlieren. So ist auch alles Negative, Angst, Verrat, Schmerz, Leid, Krankheit, Tod, so sehr man dagegen aufbegehren mag, unverzichtbarer Teil des Lebens. Die Herausforderung besteht darin, einen Sinn für das alles zu finden, es als Teil der menschlichen Existenz zu akzeptieren.

Transzendenz erkennen

Menschen, die eine Beziehung zur transzendenten Dimension haben, können darin den größtmöglichen Trost erfahren. Religionen geben Antworten auf die Fragen nach Tod und Leben und enthalten ausdrücklich eine Trostperspektive. Religionsgebundene Spiritualität findet Halt in dem Wissen um eine transzendente Macht, die ausdrücklich jeden Einzelnen in seiner Not sieht und in den Händen hält. Dieser Trost wird nicht mehr in ein fernes Jenseits verschoben. Nach der christlichen Religion ist Gott selbst Mensch geworden und hat Leid erfahren. Dadurch ist er imstande, alles Leid des Menschen mitfühlend zu tragen. „Religion sieht alle Menschen mit ihrem Leid und ihrer Trauer gehalten von einer umfassenden Liebe. Im Raum dieser Liebe ist das ganze Lebensgeheimnis des Menschen gut aufgehoben und es empfängt von daher seinen Trost“ (Weiher 2014, 221). Unzählige Christen finden in dieser Annahme Trost.

Doch auch in einer säkular verstandenen Transzendenz können Menschen sich im Denken und Deuten die Möglichkeit einer solchen Dimension offenhalten, um sich in „etwas Größerem“ geborgen zu fühlen, in einem Allumfassenden, das durch seine Allgegenwärtigkeit niemanden allein lässt.

Die Auswirkungen von Trost

Gegen **die** Leiden verfügen Medizin und Pflege über ein beachtliches Methodenrepertoire, doch **das** Leid kann nicht abgenommen werden. Im Gegensatz zur Hilfe kann, so sehr sich alle Sterbebegleiterinnen und Helfer es auch wünschen, der Schmerz des anderen durch Trost nicht weggenommen werden. Der Schmerz ist und bleibt und mit ihm die schmerzauslösende Situation. Und doch verändert sich etwas durch die Annahme von Trost.

Getragensein

Wo Leidtragende ihren Schmerz mitteilen, den anderen an diesem Leid teilhaben lassen, da entsteht eine ganz besondere Nähe. Der Helfer steht dabei mit all seinen Sinnen und seiner ganzen Empathie zur Verfügung, er bietet seinen „Seelenraum" (Weiher 2014) an. Er erträgt, dass es dem Gegenüber so geht und dass er nichts verändern kann. Er zollt dem Ausmaß des Leids Respekt. Mit dieser Haltung nimmt der Helfende Anteil an etwas, woran er doch nicht real Anteil nehmen kann. Das empfundene Leid ist wahr und wird mitgefühlt, und der Leidtragende erfährt sich als ein Angesehener. Der Philosoph Hans Blumenberg beschreibt den Mechanismus des Trostes als eine Art Delegation des Leidens, der Summe des Schmerzes auf den Helfenden. Der Leidende gibt seinen Schmerz ab und die Linderung besteht in der Erfahrung, „nicht selbst und alles allein tun und tragen zu müssen was ihm obliegt und zufällt" (Blumenberg 2006, 625). Er macht die Erfahrung des Getragenwerdens und findet darin neuen Halt. Dieses Getragensein erinnert an den Trost, den man als Kind erfahren hat; der Mensch fühlt sich beschützt und geborgen, dem Leid nicht mehr wehrlos ausgeliefert.

Perspektivenwechsel

Mit der Annahme des Trostes vollzieht sich ein Perspektivenwechsel. Das Denken und Fühlen des Leidenden sind nun nicht mehr vollständig von dem Schmerz absorbiert, sondern der Leidtragende entwickelt eine neue Zuversicht. Das Leben erscheint wieder, trotz bestehenden Schmerzes, lebbar oder gar lebenswert. Denn jetzt **ist** der Mensch nicht mehr nur Schmerz, sondern er **hat** einen Schmerz. Diese Dissoziation von der eigenen Bedrängnis ermöglicht einen Perspektivenwechsel. Der Leidtragende kann sich nunmehr an ihm zur Verfügung stehende interne und externe Ressourcen erinnern und auf diese zurückgreifen oder sie in Anspruch nehmen. Diese neu gewonnene Zuversicht bedeutet eine Weitung des Blicks hin auf die Zukunft. Der leidende Mensch nimmt wieder eine wie auch immer geartete Zukunftsperspektive ein. Er entwickelt Pläne und erste Schritte zur Realisierung dieser Pläne. Man könnte diese neue Zuversicht auch als Hoffnung bezeichnen. Damit ist nicht unbedingt eine konkrete Hoffnung auf Besserung des Zustands, Heilung oder das Hoffen auf eine irrtümliche Diagnose gemeint, denn solche Hoffnungen erweisen sich nur allzu oft als trügerisch. Diese durch Trost neu gewonnene Hoffnung ist eine diffuse, man könnte auch sagen, transzendente Hoffnung.

6.2 Schweigen angesichts von Leid, Tod und Trauer

Über die Sprache wird die Welt erschlossen. Denn das Denken und Verstehen ist an das sprachliche Benennen von Gegenständen, Gefühlen, Vorstellungen und Sinneseindrücken gebunden. Phänomene, für die es keine Wörter gibt, können nicht verstanden und mitgeteilt werden; und wo ein Mensch Erfahrungen nicht sprachlich begegnen kann, indem er diese Eindrücke „zur Sprache bringt", ist er ihnen wehrlos ausgeliefert. So ergeht es dem Kleinstkind: Wenn es nach einem großen Schrecken das Angstobjekt bezeichnen kann, ist die Angst schon ein wenig kleiner. Mit der Benennung der angstauslösenden Situation wird diese schon in ihre Grenzen verwiesen.

Sprechen ist ein wesentlicher Bestandteil der Kommunikation, (communication = Mitteilung), das heißt, über die Sprache teilen Menschen sich anderen mit. Dazu braucht es ein zuhörendes bzw. schweigendes Gegenüber. Dem Sprechen komplementär ist demnach das Schweigen. Über das Schweigen viele Worte zu machen ist eigentlich ein Widerspruch in sich, doch für die Lesenden wäre der Erkenntnisgewinn gering, wenn ihnen an dieser Stelle vier leere Seiten – als sichtbar gemachtes Schweigen – geboten würden.

Dem Schweigen im Kontext von Leid und Sterbebegleitung eine Sprache zu geben, ist durchaus angebracht, denn nirgendwo anders ist das Schweigen so schwer und gleichzeitig so angemessen wie dort.

Eine Phänomenologie des Schweigens

Schweigen im Kontext von Leid-, Trauer- und Sterbebegleitung wird hier verstanden als ein Verstummen angesichts des Unfassbaren.

Schweigen ist dann ein Verzicht auf Selbstdarstellung. Im Schweigen ist der Mensch bereit zum Zuhören und Aufnehmen. Er ist ganz Ohr und ganz Auge, mit all seinen Sinnen ist er vollständig ausgerichtet auf den anderen.

> *„Schweigen ist wie eine Begegnung, Betrachtung und Berührung. Denn wenn man sich ihm lange genug aussetzt, stößt man auf Leben, lebendigstes Leben, das unverwüstlich ist" (Berger 2021, 9).*

Man lässt sich nicht mehr ablenken durch das Überlegen einer Antwort und hat somit eine Chance, in die Tiefe des Geschehens einzusteigen. Freilich setzt man sich im Schweigen wehrlos der Bedrängnis des anderen aus. Schweigen ist im wahrsten und positiven Sinn ein Mitleiden.

Von der Schwierigkeit, zu schweigen

Sterbebegleiterinnen, und nicht nur diese, tragen oft die Vorstellung in sich, dass Fragen etwas sind, was mit Meinungen, Worten, Untersuchungsergebnissen oder Erkenntnissen zu beantworten ist. Dem Finden und Vermitteln von Antworten werden ein hoher Wert zugeschrieben. Selbst geschulte Sterbebegleiterinnen fühlen sich mitunter aufgerufen, die Welt und somit auch das Leid in der Welt zu erklären, denn wenn das **Warum** und **Weshalb** gekannt wird, ist es leichter und freier, in ihr zu sein. Etwas zu beantworten, klar und umfassend, bedeutet Sachverstand, Einblick, Kompetenz und vermittelt Zuversicht. Die Wortlosigkeit angesichts großen Leids wird häufig irrtümlich als Versagen in der Begleitung sterbender und trauernder Menschen empfunden. Wie gerne würde etwas gesagt werden, das lindert, aufrichtet, Trost spendet.

Das Ausbleiben von Worten, das Nichtsprechen angesichts von erfahrenem Leid, von Traumata und Schuld wird von dem berühmten Künstler Joseph Beuys nicht als ein Versagen interpretiert, sondern als „Einsicht in die Unmöglichkeit, einen angemessenen Ausdruck in etablierten Sprachformen zu finden. Dieses Schweigen ist Resonanzraum von Trauer und Tod" (Gronau 2021, 49). Paul Celan beschreibt die Notwendigkeit zu schweigen folgendermaßen:

> *„Sie, die Sprache, blieb unverloren, ja trotz allem. Aber sie mußte hindurchgehen durch ihre eigenen Antwortlosigkeiten, hindurchgehen durch furchtbares Verstummen, hindurchgehen durch die tausend Finsternisse todbringender Rede" (Celan 1961).*

Den tief bewegenden Fragen eines sterbenden oder an seine Grenzen kommenden Menschen wortlos standzuhalten, heißt, für einen Moment mit ihm den Weg des Unfassbaren, nicht in Worte zu fassenden, zu gehen. Indem die Begleiter die Antworten schuldig bleiben, nehmen sie Anteil an der Not des Gegenübers und setzen sich dieser wehrlos aus. Und genau das mag das Schwierigste am Schweigen sein.

BEISPIEL

Hilfreiches Schweigen
Eine Freundin berichtet: „Zwei Tage nach meiner Fehlgeburt hat eine Krankenschwester schweigend meine Hand gehalten und nach einer ganzen Weile gesagt: Wenn so etwas passiert, möchten wir alle immer am liebsten mitweinen. Das war total schön für mich."

Die Chance des Schweigens

Der Religionsphilosoph Romano Guardini sagt über die Chance des Schweigens:

> *„Erst das Schweigen tut das Ohr auf für den inneren Ton in allen Dingen" (Schorlemmer 2012, 105).*

Geben Menschen Antworten auf Fragen, dann sind das nicht selten im wahrsten Sinn des Wortes Entgegnungen, eingeleitet mit „Ja, aber". Gut gemeint möchten die Begleiterinnen die Verzweifelten und Mutlosen aus ihrer Wut, Niedergeschlagenheit und Trostlosigkeit herausführen und entgegnen auf Klagen mit hoffnungsstiftenden Worten. Der Fragesteller und Klagende benötigt dann viel Energie und Kraft, sich in die ihm fremde Antwort einzufinden und sie bestenfalls zu übernehmen. Wahrscheinlicher ist, dass sie ihm fremd bleibt und der Fragende sich enttäuscht und unverstanden innerlich abwendet.

Im respektzollenden Schweigen liegt die Chance, dem Leid des anderen Raum zu geben. Die Wortlosigkeit ermöglicht dem anderen, seinem Leid im Selbstausdruck Raum und Sprache zu geben:

> *„Das Leiden muss Sprache finden und benannt werden [...] in Persona von den Leidenden selbst. Es ist notwendig, dass Menschen zum Sprechen kommen, um nicht vom Unglück zerstört oder von der Apathie verschluckt zu werden. Es ist nicht wichtig, wo und in welcher Form das geschieht, aber dass Menschen sich formulieren können, oder besser gesagt, sich ausdrücken lernen, was die nichtsprachlichen Möglichkeiten der Expression einschließt, davon hängt in der Tat ihr Leben ab" (Sölle 2001, 215).*

Mit dem Nicht-Bereden wird zudem die Gefahr gebannt, in den anderen einzudringen. Das Schweigen bietet dem Seelenraum des Leidenden Schutz. Der Begleiter hält es aus, bleibt da, weicht nicht aus und hält doch gleichzeitig respektvollen Abstand. Im Schweigen finden die Möglichkeiten und Grenzen der

Sterbebegleitung einen angemessenen Ausdruck: Einen kleinen Moment mit zu leiden, den Leidtragenden nicht alleine zu lassen, sich dem Unfassbaren wehrlos auszusetzen und gleichzeitig in Demut und Selbstbegrenzung anzuerkennen, dass letztendlich der Leidende alleine bleibt. Denn die Größe und der Hintergrund des Leids können niemals angemessen erfasst werden.

6.3 Aktives Zuhören als helfendes Gespräch

BEISPIEL

Wenn niemand zuhört

Zimmer 8. Herr L. ist seit ca. einem Monat als Gast im Hospiz. Seine niederschmetternde Diagnose hat er erst vor Kurzem erfahren. Zwei Monate zuvor hatte er noch völlig ahnungslos eine unbeschwerte Reise unternommen. Wir kennen uns schon ein wenig. „Ich habe Zeit, und wenn Sie mögen, leiste ich Ihnen ein wenig Gesellschaft", begrüße ich ihn. „Mir ist gar nicht nach Reden zumute. Ich habe Kopfschmerzen und will meine Ruhe." Doch dann bricht es unvermittelt aus ihm heraus. „Ich bin so enttäuscht von meiner Frau. Sie sieht gar nicht, wie es mir geht. Immer muss sich alles um sie drehen. Ich muss mir ihr Klagen und Jammern anhören. Dabei bin ich es doch, der so schwer krank ist." Eine Flut von Bitterkeit und Enttäuschung bricht sich Bahn. Die Nachbarn und Freunde meldeten sich gar nicht, obwohl er immer so viel für sie getan habe. Die Ehefrau komme nur einmal wöchentlich zu Besuch. „Ich warte jetzt nur noch auf meinen Tod."

Gespräche sind nicht wegzudenken in der professionellen Pflegetätigkeit und im Ausüben des Ehrenamts. Spontan oder eingebettet in ein klares Setting finden sie ungezählte Male statt. Sie werden anschließend gründlich reflektiert oder auch nicht, werden durchgeführt während anderer pflegerischer Maßnahmen, in Form von Smalltalk als Türöffner oder inhaltsschwer im Überbringen schlechter Nachrichten. Sie bringen ein wenig Normalität ins Krankenzimmer und Hospiz oder dringen vor ins Zentrum von Leid und Verzweiflung. Gesprächsführung und Beratung sind ein wesentlicher Teil der Berufsausübung von Pflegekräften und nehmen einen entsprechend großen Raum als Ausbildungsinhalt ein. Wie weitreichend sie das kommunikative Verhalten der Helferberufe tatsächlich verändern, bleibt offen. Schließlich ist das individuelle Sprachverhalten doch ein wesentlicher Ausdruck der eigenen Persönlichkeit. Unmittelbar nach der Geburt beginnt der Mensch zu kommunizieren und entwickelt seinen ganz eigenen Sprachstil. Dieses Sprechen findet in der Regel spontan, intuitiv und unreflektiert statt. Regelgeleitet zu kommunizieren ist von daher sehr schwierig und stößt immer wieder auf Abwehr und Ängste. So ist die Professionalisierung von Kommunikation nur mit großer Lern- und Übungsbereitschaft, Disziplin und dem vorübergehenden Verzicht auf Spontaneität zu erzielen.

Die Gesprächstechnik des aktiven Zuhörens ist wohl die bekannteste und etablierteste Form des helfenden Gesprächs. Sie wurde in den 1940er Jahren von dem bekannten Psychotherapeuten Carl Rogers entwickelt. Der humanistische und nicht direktive Ansatz dieser Gesprächsform geht davon aus, dass der Klient, durch Reflexion und offene Fragen angestoßen, selbst am besten weiß, wie ihm geholfen werden kann. Deshalb wird diese Form der Beratung auch „klientenzentrierte Gesprächsführung“ genannt.

Bestandteile des aktiven Zuhörens

Grundhaltung

Bestandteile des aktiven Zuhörens sind nach Carl Rogers vor allem eine angemessene Haltung und das Anwenden verschiedener Sprachregeln. Die Beratenden sollen dem Klienten gegenüber Wertschätzung bzw. **Akzeptanz, Empathie** und **Authentizität oder reales Zugegensein** vermitteln.

Akzeptanz bedeutet ein Verzichten auf Be- und Verurteilungen. Der Respekt vor der individuellen Lebensgeschichte des Klienten ermöglicht ein nicht wertendes Annehmen des Soseins des Klienten, auch wenn es dem Berater sehr fremd anmutet. Akzeptanz bedeutet jedoch nicht, die eigenen Meinung zu verleugnen.

Empathie bezeichnet die Fähigkeit, Gedanken, Emotionen, Absichten und Persönlichkeitsmerkmale eines anderen Menschen zu erkennen und zu verstehen. Dieses Verstehen schließt eigene Reaktionen auf die Gefühle anderer wie zum Beispiel Mitleid, Trauer, Schmerz oder Hilfeimpuls ein. Zur Empathie gehört die Fähigkeit, korrekt nonverbale Botschaften entschlüsseln zu können, die gleichen Emotionen wie das Gegenüber zu empfinden (Mitgefühl), ähnliche Gedanken und Erinnerungen zu erleben. Empathie kann gemessen werden anhand physiologischer Reaktionen (Herzschlag, Beklemmung, feuchte Hände etc.), die dem Zustand des Gegenübers gleichkommen. Durch diese Reaktionen werden helfende oder unterstützende Handlungsimpulse ausgelöst.

Authentizität oder reales Zugegensein zeichnet sich dadurch aus, dass man seine eigenen Stärken und Schwächen kennt und sich seiner Gefühle und Motive bewusst ist. Der realen Umgebung wird ins Auge geblickt, und unangenehme

Rückmeldungen werden akzeptiert. Der Berater handelt nach den eigenen Werten und verleugnet seine negativen Seiten nicht.

Gesprächsregeln

Die anfänglich von Carl Rogers postulierten drei Gesprächsregeln wurden im Laufe der Zeit weiter entwickelt und auf sieben (und mehr) erweitert (z. B. Dahmer 1992) Sie sollen dem Klienten zu einem erweiterten Verständnis seiner eigenen Situation verhelfen und dadurch seine eigene Problemlösungskompetenz wecken. Klientenzentriert ist die Gesprächsführung deshalb, weil der Helfer auf eigene Ziele und Richtungsweisung des Gesprächs verzichtet und stattdessen den gedanklichen Weg des Klienten begleitet. Sie lauten:

- **Paraphrasieren**
- **Spiegeln/Reflektieren**
- **Gefühle labeln**
- **Pausen effektiv nutzen**
- **Offene Fragen**
- **Minimale Ermunterer**
- **Ich-Botschaften**

Beim **Paraphrasieren** wird nach einiger Zeit des aufmerksamen Zuhörens das Gesagte mit eigenen Worten zusammengefasst wiederholt. Dadurch vergewissert sich der Beratende, dass er den Klagenden richtig verstanden hat, und ermöglicht diesem weiterhin den Gesprächsverlauf zu bestimmen.

Beim **Spiegeln** oder **Reflektieren** werden einzelne Begriffe z. B. benutzte Metapher des Klienten wortwörtlich wiederholt.

Gefühle labeln bedeutet, wahrgenommene Gefühle offen fragend, jedoch nicht als postulierte Diagnose dem Klienten mitzuteilen. Dadurch kann sich dieser seiner eigenen Gefühle stärker bewusst werden.

Pausen im Gespräch geben beiden Zeit, das Gehörte und/oder Gesprochene weiter wirken zu lassen. Sie sind im Kontext von offenen Fragen zudem unverzichtbar. Denn diese Fragen regen zum Nachdenken an und sind, wenn es gute Fragen sind, nicht spontan zu beantworten.

Offene Fragen werden mit den sogenannten W-Fragen (wer, was, wie, wieso und warum) begonnen. Damit Warum-Fragen nicht als Rechtfertigungsdruck verstanden werden, ist es allerdings unverfänglicher, interessiert nach den Gründen oder Motiven einer Handlung bzw. Reaktion zu fragen.

Minimale Ermunterer sind körpersprachliche Signale wie Blickkontakt, ein freundliches verständnisvolles Nicken und eine offene zugewandte Körperhaltung oder auch nichtsprachliche akustische Äußerungen wie „hm“ oder „ja“.

In Form von **Ich-Botschaften** werden Reaktionen des Beraters, dessen individuelle Meinung oder auch seine Gefühle auf das Gehörte geäußert. Sie bieten sich vor allem in Kombination mit dem Labeln von Gefühlen an und werden dann als subjektiver Eindruck des Beraters dem Klienten mitgeteilt. Ich-Botschaften können selbstverständlich auch als ganz eigenständige sprachliche Mitteilung gesendet werden. So kann ein Berater seine eigene Sprachlosigkeit angesichts der gehörten Verzweiflung in Form einer Ich-Botschaft äußern (s.6.2.).

BEISPIEL

Ängste verstehen durch aktives Zuhören

Schon zu Beginn der siebziger Jahre wurde mir im Rahmen meiner Ausbildung zur Kinderkrankenschwester die Gesprächsform des aktiven Zuhörens vermittelt. Wir übten fleißig. Begeistert wandte ich das aktive Zuhören gleich nach diesem Theorieblock während eines praktischen Einsatzes in einem Gespräch mit einem ungefähr sechsjährigen Jungen an. Er hatte Angst vor einer anstehenden Lumbalpunktion, die als Voraussetzung seiner zu erwartenden Entlassung nach einer Virusmeningitis anstand. Wie ich es gelernt hatte, verzichtete ich zunächst auf jegliches Trösten und Beruhigen und paraphrasierte, labelte seine Gefühle und spiegelte einzelne Begriffe. Der kleine Junge hat das als Ermutigung verstanden, differenzierter über seine Ängste zu sprechen, und teilte mir mit, dass er vor allem Angst hätte, ihm würde Gift in den Rücken gespritzt. Daraufhin erklärte ich ihm anhand eines kleinen Schaubilds genau die Technik und den Sinn der Lumbalpunktion. Damit konnte ich zumindest einen Teil seiner Ängste nehmen. Ich war überzeugt, dass ich nur auf Grund des aktiven Zuhörens von seinen – in diesem Alter nicht ungewöhnlichen – magischen Ängsten erfahren hatte.

Aktives Zuhören bei erschwerten Abschieden

Nicht selten haben leidtragende Menschen ein großes Redebedürfnis. Nach Unterstützungswünschen gefragt, äußern Menschen in Not oftmals das Bedürfnis, Empathie zu erfahren und auf einen Zuhörer zu treffen, dem sie immer wieder von ihrer Situation erzählen können. Keine noch so gut gemeinten Ratschläge, keine Trostworte, sondern Da-Sein und Zuhören – damit wird das Bedürfnis nach Teilhabe und Angesehenwerden mitten im eigenen Leid am ehesten erfüllt. Hier hat das Konzept des aktiven Zuhörens seine unangefochtene Berechtigung. Alle Helferberufe sollten es genauso selbstverständlich beherrschen können wie die Durchführung einer subkutanen Injektion oder das Anlegen eines sterilen Verbands. Leider sind wir noch weit davon entfernt. Nur wenige Pflegekräfte sind mit dem Konzept sicher vertraut und verstehen es als selbstverständlichen Teil ihrer Berufstätigkeit.

Aktives Zuhören im Umgang mit schwierigen Gefühlen

Menschen im Umfeld von erschwerten Abschieden werden mit einer Flut von schwierigen Gefühlen konfrontiert. Wut und Zorn über ihr Leid, Hilflosigkeit gegenüber den eigenen, möglicherweise bis dato fremden Reaktionen, Trauer über Verluste und Angst vor Schmerzen und Einsamkeit begegnen den Helfern, die die Betroffenen begleiten. All diese Emotionen brauchen ihren Raum. Für Helfende ist es wichtig, diesen Raum durch aktives Zuhören zu gewähren bzw. herzustellen. Mit ihrer Haltung und den sprachlichen Reaktionen drücken sie aus, dass diese Gefühle sein dürfen. Mithilfe offener Fragen kann dann ein Reflexionsprozess initiiert werden. Für diese Reflexionen braucht es einen gewissen Abstand. Der oder die Gefragte muss eine betrachtende Perspektive einnehmen, um sich entsprechende Klarheit über die eigene Befindlichkeit zu verschaffen. Folgende Fragen bieten sich dafür an:

- Was genau ist dein Problem und welches Gefühl ist damit verbunden?
- Welche körperlichen Empfindungen und/oder Handlungsimpulse löst dieses Gefühl aus?
- Welche Gedanken gehen damit einher?
- So quälend dieses Gefühl auch sein mag, es hat eine wichtige Funktion. Auf was will es dich aufmerksam machen?

Selbstverständlich sollten diese beispielhaften Fragen nicht in Form eines erkundenden Assessments abgefragt werden, sondern einen Eindruck vermitteln, wie durch offene Fragen eine wohltuende Distanz zwischen dem Leidtragenden und seinen Gefühlen hergestellt werden kann. Denn um diese Fragen beantworten zu können, braucht es den distanzierten diagnostischen Blick als Betrachter. Der Betroffene erfährt sich nun wieder als eine Person, die zwar dieses belastende Gefühl hat, aber nicht vollständig davon absorbiert wird. Denn gleichzeitig verfügt sie auch über Ressourcen, um damit fürsorglich umgehen zu können. Die leidtragende Person ist diesen Gefühlen nicht völlig hilflos ausgeliefert, kann sie als eine berechtigte und sinnvolle Reaktion annehmen, um dann gut mit sich und den eigenen Gefühlen umgehen zu können.

Aktives Zuhören im Kontext von „Wahrheit am Krankenbett"

Es gehört zu den Aufgaben von Ärzten und Ärztinnen, Patienten offen über ihre Diagnosen und die damit einhergehenden Prognosen aufzuklären. Das findet in der Regel auch statt. Freilich können nicht alle Patienten infauste Prognosen in ihrer Tragweite erfassen und annehmen. So mancher Mensch sträubt sich vor dem Unfassbaren und schützt sich durch Verdrängen. Die Gesprächstechnik des aktiven Zuhörens ermöglicht den Begleiterinnen, sich empathisch auf die Situation und Befindlichkeit des Erkrankten und seiner Angehörigen einzustellen. Durch offene Fragen und Paraphrasieren können sich die Sterbebegleiterinnen einen Eindruck darüber verschaffen, was und wie viel ein Patient weiß oder auch wissen möchte. Es geht nicht darum, die eine „objektive Wahrheit" im Dialog zu bewirken, sondern an den seelischen Möglichkeiten und der Verfassung des Patienten anzuknüpfen. Der Münsteraner Philosoph Ludwig Siep sagt dazu:

> *„Aufrichtigkeit des Dialogs und Wahrhaftigkeit des Charakters können verträglich sein mit einem Verschweigen oder einer Mitteilung, die nicht alles enthält, was der Arzt vielleicht wissenschaftlich für wahr hält. Manch einer möchte ein wenig Hoffnung behalten und dafür vielleicht etwas im Unklaren gelassen werden" (Weber 2006).*

Aktives Zuhören und Empathie

Carl Rogers hat eine empathische Zugewandtheit als unverzichtbare Voraussetzung des aktiven Zuhörens postuliert. In der Begleitung Schwerstkranker und trauernder Angehöriger ist es eine hohe Kunst, empathisch mitfühlend zu erkunden, was genau der Betreffende in diesem Moment benötigt. Sehnt er oder sie sich nach einem Ort, an dem unzensiert die ganze Not und Verzweiflung geäußert werden kann, möchte er oder sie Hoffnung und Zuversicht vermittelt bekommen, will die betroffene Person einmal alles vergessen und unbekümmert lachen dürfen oder einfach nur ein bisschen alltägliche Normalität leben? Wünscht sie Ablenkung, in Ruhe gelassen zu werden oder Begleitung im Prozess des Loslassens?

Begleiterinnen sind permanent herausgefordert, in einem selbstkritischen Reflexionsprozess ihre eigenen Motive zu hinterfragen. Sicher, es verschafft eine hohe sinnstiftende Befriedigung, einem Menschen Trost zu spenden, ihm mitfühlend beizustehen und Sinn und Hoffnung trotz allem zu vermitteln. Insbesondere ehrenamtliche Helfer haben diesbezüglich eine hohe Motivation. Aber ist es das, was die Betroffene gerade jetzt braucht? Und will sie es von mir bekommen? Das Konzept des aktiven Zuhörens bietet hier einen hilfreichen

Rahmen, um immer wieder neu für sich zu klären: Der andere gibt die Inhalte, den Weg, die Tiefe und das Ziel des Gesprächs vor. Die Begleitenden sind tatsächlich nur die Wegbegleiter.

Schlussendlich können alle noch so gut durchdachten Konzepte keine Sicherheit für ein gelingendes Gespräch garantieren. Begleiterinnen können sich irren, sich überschätzen, Fehler passieren. Immer gilt es, sich einzuüben in eine Haltung des fragenden Nichtwissens, der Demut und des mutigen Neuanfangens.

6.4 Berühren und berührt sein

Begriff und Bedeutung

Nach dem Digitalen Wörterbuch der deutschen Sprache leitet sich das Verb **berühren** von rühren: „eine flüssige Masse kreisend bewegen und die Bestandteile vermischen[…]“ ab und hat eine dreifache Bedeutung: mit einer Körperoberfläche eine Verbindung herstellen, etwas im Gespräch kurz streifen, erwähnen und jemanden beeindrucken, bewegen (Digitales Wörterbuch der deutschen Sprache o.J.). Schon die Mehrdeutigkeit des Begriffs legt nahe, dass bezogen auf menschliches Miteinander Berührung sowohl eine körperliche als auch eine seelische Komponente hat.

Die Medizinpsychologin Beate Ditzen erforscht die Auswirkungen von Berührung, also die biopsychologische Ebene unseres Lebens in Gesellschaft. In experimentellen Studien hat sie vor allem an Paaren nachgewiesen, dass es stressmindernd wirkt, auf angenehme Weise angefasst zu werden: Es werden weniger Stresshormone ausgeschüttet, das Gefühl einer Grundsicherheit stellt sich ein, die Angst löst sich. Körperliche Berührung kann erkennbar mehr bewirken als Stimme und Blicke. Dietzen hat das Wohltuende von Berührungen durch Messungen biometrischer Faktoren wie Hautleitfähigkeit, Blutdruck, Herzschlagfrequenz oder den Hormonspiegel im Speichel nachgewiesen. Ihre Bilanz lautet: „Berührung wirkt wie ein Signal der Sicherheit. Noch etwas allgemeiner: Wer sich eingebunden weiß, hat weniger Angst“ (von Thadden 2020). Wissenschaftlich gesichert ist auch, dass es wohltuend wirkt, andere zu unterstützen, sich um andere um kümmern, selbst zu berühren. Fürsorge senkt den Stress.

Die Berührung, also der Kontakt von Körper zu Körper oder von Haut zu Haut, ist die erste Sprache, die Menschen lernen. Das Neugeborene wird von den Händen der Hebamme empfangen, es spürt die Haut der Mutter, und die streichelnden Berührungen lassen es wissen, dass es existiert. Durch diese Berührung wird die Grenze von Innen und Außen, Ich und Du erst erfahrbar. „Die ersten wichtigen Erfahrungen von der Welt macht jeder Mensch über die Berührung“ (Specht-Tomann/Tropper 2007, 102). Die Erfahrung, berührt zu werden, kann als Urerfahrung angesehen werden und bleibt ein Leben lang als Erinnerungsspur erhalten.

Zur Berührung gehören, sofern es sich nicht um Selbstberührung handelt, mindestens zwei Personen. Dann steht dem aktiven „Ich berühre“ ein passives „Ich werde berührt“ gegenüber. Berührung ist gegenseitig. Wir können nicht berühren, ohne berührt zu werden. Ein Kontakt wird hergestellt, ohne Worte und doch vielsagend. Ein Resonanzraum bildet sich zwischen den beiden Personen. Ich gebe etwas von mir, und ich erhalte etwas.

Berührungen in der Pflege

Pflege ist Körperkontakt. Berührungen der Pflegebedürftigen gehören konstitutionell zum beruflichen Alltag der Pflegekräfte. Dabei wird zwischen zwei Berührungsqualitäten unterschieden:

Berufsberührung: Bei der Berufsberührung steht der Zweck im Vordergrund. Pflegekräfte berühren bei der Körperpflege, bei einem Verbandwechsel, bei der Anwendung von Prophylaxen. Die Berührung ist hier das Mittel, um einen anderen Zweck zu erfüllen, z. B. einen neuen Verband anzulegen.

Beziehungsberührung: Bei der Beziehungsberührung steht die berührte Person im Vordergrund. Die Berührung ist eine Form der nonverbalen Kommunikation und somit eine Art und Weise der Beziehungsgestaltung. Indem eine Pflegekraft ihre Hand auf die Schulter eines Pflegebedürftigen legt, teilt sie diesem mit: „Ich nehme dich wahr mit deinem Leid, und ich spreche dir Trost und Zuversicht zu“.

Basales Berühren

Im Pflegekonzept Basale Stimulation® spielt Berührung eine zentrale Rolle. Basales Berühren ist ein meinender, absichtsvoller Kontakt mit den Händen bzw. dem Körper, auf der Grundlage einer respektvollen, akzeptierenden und voraussetzungslosen Beziehung (Bienstein/Fröhlich 2016). Beim basalen Berühren wird nicht mehr zwischen Berufsberühren und Beziehungsberührung unterschieden, bzw. die sogenannte Berufsberührung wird so gestaltet, dass zugleich eine Beziehungsberührung stattfindet. Basales Berühren ist somit ein Angebot, das dem wahrnehmungsbeeinträchtigten Menschen hilft, sich als Person (in Abgrenzung von anderen) zu erfahren. Doch auch im „normalen" pflegerischen Kontakt ist es schön, die professionelle Berührung als Beziehungsberührung zu gestalten. Es ist ein Privileg des pflegerischen Berufes, berühren zu dürfen und damit auch nonverbal Anteilnahme zu schenken.

Berührungen in der Sterbe- und Trauerbegleitung

Nonverbale Kommunikation durch Berührung spielt in der Sterbe- und Trauerbegleitung eine zentrale Rolle. Denn Sterbende sprechen während des stummen Vorbereitungsschmerzes nicht mehr viel; sie können ihren Kummer und ihre Trauer nicht in Worte fassen. Häufig sind sie auch aufgrund ihrer Erkrankung nicht mehr in der Lage zu sprechen. Doch durch Berührung kann dem leidenden Menschen immer noch viel mitgeteilt werden.

Angemessene Körperteile sind in der Regel diejenigen, die auch im gesellschaftlichen Kontext zur Berührung geeignet sind. Das sind insbesondere die Hände und die Schulter. In der Sterbebegleitung bietet es sich an, Sterbende an den Händen zu halten. Dabei ist Folgendes zu bedenken: dieser Körperkontakt dauert in der Regel deutlich länger als die eher flüchtige Berührung des „Händeschüttelns" während einer Begrüßung. Das Halten der Hand in der Sterbebegleitung ist eine recht intime Form der Kommunikation. Dem Sterbenden wird vermittelt: „Ich bin da, ich lasse ich dich nicht allein, ich habe Zeit für dich, du darfst meine Nähe spüren". Weil die Handinnenfläche mit viel mehr sensiblen Nerven ausgestattet ist als die Außenfläche der Hand, kann es, insbesondere bei wahrnehmungsgetrübten Menschen genau das Richtige sein, die eigene Hand unter die Hand des Sterbenden zu legen. Wenn es dem Sterbenden unangenehm ist, hat er dann auch viel leichter die Möglichkeit, sich dieser Berührung zu entziehen. Legt die Sterbebegleiterin ihre Hand auf die des Sterbenden, wird ein wenig von der Intimität der Berührung zurückgenommen. In sehr vertrauten Situationen können auch die Haare, der Kopf und im Bereich des Gesichts die Wangen berührt werden.

Sanfte Massagen, am besten mit ätherischen Ölen angereichert, sind eine wunderbare Form der Berührung. Dabei wird die o.g. zweifache Funktion von Berührung wirksam, denn die ätherischen Öle können ganz gezielt eingesetzt werden und einen zusätzlichen positiven Einfluss auf Körper und Seele ausüben. In der Sterbebegleitung bieten sich Hand-, Arm-, Fuß- oder Beinmassagen an. Auch atemstimulierende Einreibungen (ASE) des Rückens sind möglich, sofern der körperliche Zustand des Patienten dies noch zulässt.

BEISPIEL

Berührung als Ermutigung
Eine Frau, die ihren Mann im Hospiz begleitet hat, berichtete:
Eines Tages – ich saß wieder einmal am Bett meines Mannes, schweigend und voller Schmerz, Erschöpfung und Verzweiflung, denn ich konnte meinem Mann das langsame qualvolle Sterben nicht abnehmen – legte mir eine Krankenschwester, die zuvor meinem Mann versorgt hatte, beim Verlassen des Zimmers wie zur Verabschiedung ihre Hand auf meine Schulter. Diese Hand, diese nur kurz währende Berührung, war ein starker Trost für mich. Diese Hand auf meiner Schulter sagte mir: „Ich weiß, auch du leidest, ich sehe deinem Schmerz und ich wünsche dir allen Trost der Welt". Diese Hand sagte aber auch: „Ich trau dir zu, dass du es ertragen kannst. Du hast genug Kraft, um das alles zu bewältigen". Diese Hand da auf meiner Schulter, die werde ich niemals vergessen.

6.5 Spirituelle Begleitung

Menschen, die in Einrichtungen des Gesundheitswesens arbeiten, machen in der Begegnung mit Patienten und deren Angehörigen oft die Erfahrung, dass das, was ihnen gerade begegnet, irgendetwas mit Spiritualität zu tun hat. Mit einem Mal ist da eine andere Atmosphäre als bei den üblichen Alltagsaussagen und beruflichen Handlungen. Das kann eine gespürte tiefe Verbindung zwischen zwei Menschen sein, die schwer beschreibbar ist, oder der Schönheit eines Gegenstands wird mit Andacht begegnet. Ein Mensch äußert eine bedeutsame Einsicht, oder eine neue Sinndimension erschließt sich. Phänomene von Spiritualität sind schwer zu fassen und doch insbesondere im Kontext von Leid und Endlichkeit des Menschen allgegenwärtig. Den Themen Spiritualität und Ethik kommt in der Sterbebegleitung seit jeher eine zentrale Rolle zu. Denn angesichts der Begrenztheit des Lebens drängen sich existentielle Fragen auf, wie:

- Woher komme ich?
- Wohin gehe ich?
- Was gibt mir Halt und Geborgenheit?
- Was mache ich mit meiner Schuld?
- Was bleibt von mir, wenn ich gegangen bin?
- Was war und was ist der Sinn meines Lebens?

Begriffe und Konzepte

Spiritualität ist schwer zu beschreiben. Der Begriff leitet sich ab von lat. „spiritus“ (Geist, Hauch). Erhard Weiher schlägt folgende Definition vor:

DEFINITION

„Spiritualität ist eine innerste Gestimmtheit, ein bewusster oder nicht bewusster Geist, der das Alltagsleben transzendiert, aus dem heraus Menschen ihr Leben empfinden, sich inspiriert fühlen und ihr Leben gestalten“ (Weiher 2014, 24).

Spiritualität ist also der deutende Umgang mit existenziellen Erfahrungen und somit ein Wesenskern des Humanen. Demnach gehört Spiritualität zu den Gestimmtheiten eines jeden Menschen, auch wenn sie möglicherweise nicht erschlossen ist; d.h., nicht immer sind sich Menschen ihrer Spiritualität bewusst. Spiritualität kann als ein Gefühl, als ein sinnliches Phänomen von Erhabenheit, über das Alltägliche hinausgehend, erfahren werden oder sich als ein reflektierter kognitiver Prozess darstellen. Spiritualität kann ebenso eine Haltung und Einstellung bedeuten.

„Spiritualität ist vom religiösen bzw. weltanschaulichen Kontext geprägt, bezieht sich aber immer auf eine immaterielle, transzendente Wirklichkeit, die der Lebensgestaltung bis zuletzt Orientierung, Sinn und Hoffnung gibt und im Angesicht von Sterben, Tod und Trauer sowohl für den Sterbenden und dessen Angehörige als auch für den Begleiter von hoher Bedeutung ist“ (Bayerisches Staatsministerium für Umwelt und Gesundheit 2011, 7).

Mit **Transzendenz** kann ganz unspezifisch alles gemeint sein, „was die Tatsachenwelt übersteigt“ oder „alle Erfahrungen, bei der sich Menschen über sich hinausgehoben empfinden und eine höhere Wirklichkeit verspüren“ (Weiher 2014, 28).

Religiosität ist eine bestimmte Form der Spiritualität, sie bedeutet eine existenzielle Verbundenheit zu einer bestimmten Religion. Eine Religion wiederum ist ein von einer Gemeinschaft vermitteltes und getragenes Sinnsystem mit bestimmten Ideen, Symbolen, Ritualen, Werthaltungen und Rollen.

Spiritualität kann sich auf unterschiedlichste Arten und in verschiedenen Konzepten darstellen. Sie kann als ein allgemeines Konzept für innere Einstellungen verstanden werden – es gibt mehr zwischen Himmel und Erde, als wir wissen – oder als Suche nach Sinngebung und Hingabe. Sie kann eine Beziehungsdimension in Form einer gelebten Beziehung zu einem Religionsstifter, zu Gott oder auch zu Naturphänomenen bedeuten oder eine gelebte Grundhaltung, z. B. Zugehörigkeit zu einer Religionsgemeinschaft, sein.

Spiritualität als Ressource

Gelebte Spiritualität ist eine Ressource für den Menschen, insbesondere in Krisenzeiten. Denn sie hat das Potenzial, Antworten auf die Sinnfrage zu geben. So hat das Wochenmagazin DIE ZEIT im krisengeschüttelten Jahr 2021 diesen Themenbereich als Leitartikel in ihrer 52. Ausgabe 2021 aufgegriffen. In dem Artikel „Das große Warum", wird ein amerikanischer Psychiater zitiert, der überzeugt davon ist: „Wer einen Lebenssinn sieht, dem geht es körperlich besser" (Trotier 2021). Dies belegt er mit Studienergebnissen. So hat eine Untersuchung von 2019 ergeben, dass Menschen, die ihr Leben für besonders sinnerfüllt hielten, zweieinhalb mal seltener an Schlaganfällen und Herzinfarkt starben als solche, die keinen Sinn darin sahen. Eine weitere Studie von 2010, die in einem Zeitraum von sieben Jahren an gesunden Bewohnern von Senioreneinrichtungen durchgeführt wurde, kam zu dem Ergebnis, dass die Sinnerfüllten ebenfalls zweieinhalb mal seltener an Alzheimer erkrankten (Trotier 2021).

Weil Spiritualität einen deutenden Umgang mit existenziellen Erfahrungen anbietet, kann sie Kraft und Halt in Krisensituationen spenden. Sie kann ein Wertesystem vermitteln und somit Orientierung und Halt geben. Das ist gerade dann von großer Tragweite, wenn existenziell bedeutsame Entscheidungen getroffen werden müssen, z. B. wenn es um Therapieabbruch geht, das Legen einer PEG oder eine palliative Sedierung erwogen wird. Spiritualität vermittelt Antworten auf die Fragen nach dem Sinn des Lebens, dem Woher und Wohin.

Spiritualität in Form von Religiosität birgt ein großes Trostpotenzial. Alle bedeutenden Religionen setzen sich mit der Frage des Leids und der Endlichkeit des Menschen auseinander. Sie vermitteln Hoffnung auch über den Tod hinaus. Sind Menschen verbindlich eingebunden in eine Religionsgemeinschaft, so erfahren sie in der Regel viel Unterstützung durch andere Mitglieder ihrer Gemeinschaft. Sie können zu Gott beten, ihrem Leid eine Sprache geben und andere Trost und Kraft spendende Rituale in Anspruch nehmen.

Allerdings ist die positive Wirkung von Spiritualität an gewisse Voraussetzungen gebunden. Der Betroffene sollte eine positive emotionale Beziehung zu dem Sinnsystem mit seinen Ritualen haben und vor allem, wenn es sich dabei um eine bestimmte Religion handelt, auch zu den Mitgliedern dieser Gemeinschaft. Eine Zugehörigkeit allein aus Tradition oder gar Angst kann keine tragfähige Kraft entfalten. Ebenso braucht es ein wertschätzendes Gottesbild. Ein strafender, angsteinflößender Gott kann die Not nur noch vergrößern. Es muss auch dem „Dunklen“ Raum gegeben werden, banale Vertröstungen werden in unserer postmodernen Zeit nicht mehr angenommen. Schlussendlich soll Spiritualität als Prozess verstanden werden, der jedem ausreichend Spielraum für seine eigene Entwicklung und Ausgestaltung lässt.

Spirituelle Begleitung bei erschwerten Abschieden

Im Bereich der Hospizidee ist Spiritualität integraler Bestandteil des Fürsorgekonzepts, das durch alle Berufsgruppen vorgehalten wird (Abb. 5).

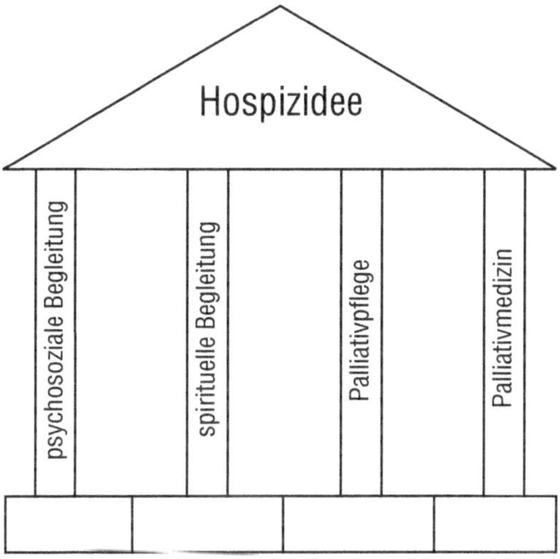

Abb. 5: Die vier Säulen der Hospizidee

Spiritual Care

Das Bewusstsein für die Bedeutung der spirituellen Begleitung kranker Menschen ist so präsent, dass es dafür mittlerweile einen eigenen Begriff gibt: „Spiritual Care“. Traugott Roser, Theologe und einer der Pioniere für das Konzept Spiritual Care, definiert dieses Konzept in einem Interview mit dem Sonntagsblatt folgendermaßen:

DEFINITION

„‚Spiritual Care' ist eine ‚sorgende Haltung'. Es ist die gemeinsame Sorge eines Menschen in einer lebensbedrohlichen Situation und derjenigen, die ihn begleiten – um die Teilhabe an einem als sinnvoll erfahrenen Leben, in einem ganz umfassenden Sinn" (Sonntagsblatt 2014).

An anderer Stelle führt Roser weiter aus:

> *„‚Spiritual Care' fragt zum Beispiel, was ein Sterbender für seine Hinterbliebenen hinterlassen kann, einen Segen etwa. Aber er kann auch teilnehmen an einem Leben, das größer ist als das eigene. […]. Spiritual Care ist also – christlich gesprochen – die Teilhabe am Leben, die uns der Geist, ‚spiritus', schenkt" (Sonntagsblatt 2014).*

Spiritual Care als Ausbildungskonzept will Sterbe- und Trauerbegleiter verschiedenster Professionen dazu befähigen, eine bedürfnisorientierte spirituelle Begleitung zu gewähren, um in einer multireligiösen Gesellschaft konfessionell und religiös verschieden orientierten Menschen gerecht zu werden sowie Zugänge zu existenziellen Lebensdimensionen mit Blick auf eine voranschreitende Säkularisierung zu ermöglichen.

Formen spiritueller Begleitung

Um Menschen mit den unterschiedlichsten weltanschaulichen Orientierungen gerecht zu werden, ist das Vorliegen einer spirituellen Anamnese eine wichtige Voraussetzung. Leider ist das nur sehr selten gegeben. Dann können die begleitenden Personen die Betroffenen danach fragen, sofern das noch möglich und angemessen ist. Manchmal geben Gegenstände im Raum Antwort auf die Frage nach der weltanschaulichen Orientierung, oder es bleibt nichts anderes übrig, als mithilfe von deutungsoffenen Bildern, Metaphern und Imaginationen einen spirituellen Kontakt zu den Menschen herzustellen. Hier kann Kunst in Form von Literatur, Musik oder darstellender Kunst eine große Hilfe sein (s.6.5.). Ein wesentliches Ziel spiritueller Begleitung ist es, Trost (6.1.) und Hoffnung zu vermitteln. Hoffnung als eine nach vorne gerichtete Kraft, die Menschen weiterleben lässt, oder ein Vertrauen, dass es eine wie auch immer geartete Zukunft gibt. Hoffnung kann sowohl diesseitig als auch jenseitig verortet sein.

Weiher hat ein Modell für die spirituelle Unterstützung entwickelt, das aus drei Grundfunktionen und einer alles bestimmenden Mitte besteht (Abb. 6, Weiher 2014).

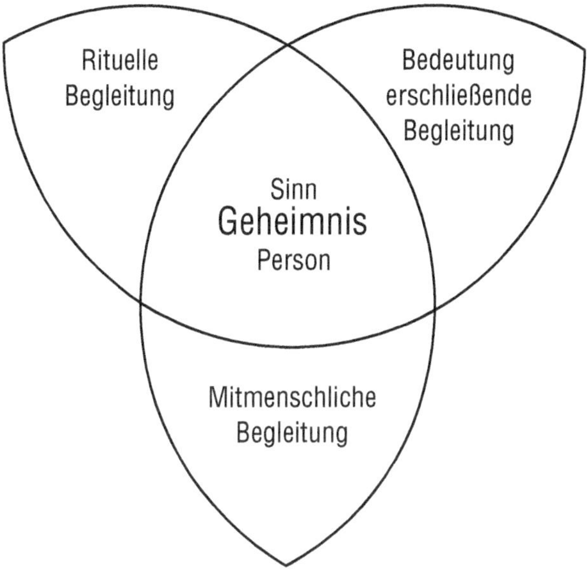

Abb. 6: Der Drei-Pass der spirituellen Begleitung

In der **mitmenschlichen Begleitung** ist immer auch eine spirituelle Dimension enthalten. Die mitfühlende Zuwendung und Haltung des Helfers schaffen einen Raum, in dem der Patient sich wertgeschätzt erfahren kann – über seine Altersschwäche, seine Defizite, seine Verwirrtheit hinaus. Diese Begleitung kann indirekt spirituelle Erfahrungen ermöglichen.

In der **Bedeutung erschließenden Begleitung** werden die Helfer zu Sinnhelfern, indem sie das Leben im Horizont des Ganzen deuten. Sie tun das durch die Art und Weise der Zusammenfassung des Gesagten und indem sie ausdrücklich auf die Deutungen und Bedeutungen des Patienten eingehen, sie würdigen und deren Tragkraft herausarbeiten.

In der **rituellen Begleitung** vermitteln Alltagsrituale Sicherheit und Verlässlichkeit. Explizit werden auf Wunsch religiöse Rituale angewandt. Das kann z. B. das Beten des Vaterunsers sein, die Rezitation eines Koranverses oder eines Mantras.

Die Mitte im Modell besagt, dass das Leben sein **Unverfügbares, sein Geheimnis** hat. Die drei Schleifen sind letztendlich nur Methoden. Sie werden erst durch den Anschluss an die Mitte zu einem Transportmittel von Spiritualität. Alle drei Bereiche, das mitmenschliche Begleiten, das Vermitteln von Bedeutung und die rituelle Begleitung, sind als Medium für das Geheimnis des Lebens, die Mitte der Grafik, zu verstehen.

6.6 Der Einsatz von Kunst

Als Kunst im weitesten Sinn wird das bezeichnet, was der Mensch herstellt, was also „künstlich“ ist im Gegensatz zur Natur. So haben wir die „künstliche“ Blume aus Kunststoff im Gegensatz zur „echten“ natürlich gewachsenen Blume. Im engeren Sinn versteht man unter Kunst all das, was nicht einer konkreten Funktion unterliegt und als „schöne Künste“ bezeichnet wird. Dazu gehören die bildende Kunst (Malerei, Bildhauerei, Grafik, Fotografie und Architektur), Musik, Literatur und darstellende Kunst (Theater, Tanz und Film).

Die Endlichkeit des Menschen, Leid und Ungerechtigkeit, sind seit jeher zentrale Themen aller schönen Künste. Künstlerinnen und Künstler setzen sich in einem kreativen Prozess damit auseinander und finden eine ganz besondere Form, diesem Leid Ausdruck zu verleihen. Der Leidtragende kann sich darin wiederfinden. Das, was er manchmal kaum in Worte fassen kann, was aber danach drängt, ausgesprochen zu werden, findet in der Kunst einen Ausdruck, eine Sprache, eine Farbe, einen Klang. Der Leidende fühlt sich zutiefst verstanden, angerührt und getröstet (s. 6.1.). Doch muss es nicht ausschließlich die Auseinandersetzung mit dem Schmerz sein. Auch das Schöne, die Ästhetik als Ausdruck des Unversehrten, Heilen kann in ihrer Gegensätzlichkeit zur Gebrochenheit des Menschseins eine tröstende Kraft entfalten. Von daher ist der Einsatz von Kunst in der Sterbe- und Trauerbegleitung naheliegend, drängt sich geradezu auf. Auf zwei Kunstformen wird im Weiteren näher eingegangen.

Die bildende Kunst

BEISPIEL

Die Sprache der Bilder
Einer Freundin hatte ich versprochen, ihre an einem Hirntumor erkrankte Mutter an einem Abend zu betreuen, damit die Freundin den Abend gemeinsam mit ihrem Mann verbringen konnte. Von der Mutter war mir ihr liebevoller Bezug zu Kindern in guter Erinnerung. Also suchte ich aus meinem Vorrat an Fotografien ein Bild mit einem kleinen Kind aus, das von schützenden Händen umfangen wird. Es erinnerte mich an die Malereien von Rembrandt, arbeitete viel mit Licht und Schatten und stammte von einem großformatigen Kalender. Vielleicht würden wir über das Bild ins Gespräch kommen, etwa über ihren Enkel oder auch über ihre neue schwierige Rolle als Hilfsbedürftige, in der sie sich vielleicht wie das kleine Kind auf dem Foto fühlte.

Als ich in der Wohnung der Freundin eintraf, fand ich die Mutter bewusstlos vor. Sie hatte kurz zuvor einen Status epilepticus erlitten. Obwohl meiner Freundin nun nicht mehr nach Ausgehen zumute war, bat sie mich zu bleiben. Gemeinsam positionierten wir die Mutter neu und stellten das Bild so auf, dass sie es gut sehen konnte. Später berichtete mir die Freundin, dass ihre Mutter am Morgen noch einmal kurz das Bewusstsein erlangt und aufmerksam und intensiv dieses Bild betrachtet habe. Kurze Zeit später sei sie dann verstorben.

Der Einsatz von bildender Kunst in Form von Kunstdrucken und Fotografien ist unproblematisch. Als Postkarten, Kalenderbilder oder in digitalisierter Form kann man eine Menge Bilder finden und sammeln. Wichtig ist, dass die Sterbebegleiterin einen positiven Bezug zu den Bildern hat und dass ausreichende Informationen über die Vorlieben des Schwerstkranken vorhanden sind, um einen Bezug zu den ausgewählten Bildern herstellen zu können. Diese Bilder werden dann als kleines Geschenk mitgebracht. Sie können eine tröstende, ablenkende oder auch aufdeckende Funktion erfüllen. Die Entscheidung, welche Funktion dieses Bild hat, liegt grundsätzlich beim Empfänger. Seine Augen, seine Art und Weise wie er in Resonanz zu diesem Kunstobjekt geht, ist maßgeblich für das sich anschließende Gespräch. Diese Bilder sollten in der Regel nicht in einer bestimmten Absicht mitgebracht werden, außer der, mit dieser kleinen Aufmerksamkeit Zuwendung zu vermitteln. Von daher sollte die Auswahl des Bildes generell eine gewisse Mehrdeutigkeit haben, es sei denn, dass man aufgrund vorangehender Gespräche etwas Passgenaues aussuchen und an das Vorhergehende anknüpfen kann.

Selbst bei wahrnehmungsgetrübten oder scheinbar nicht ansprechbaren Menschen können Bilder eingesetzt werden. Sie sollten selbstverständlich so positioniert werden, dass sie für den Betreffenden gut sichtbar sind. Häufig übernehmen Angehörige diese Aufgabe und bringen wichtige und tröstende Erinnerungsstücke für die Schwerstkranken und Sterbenden mit.

Dass Bilder therapeutisch wirksam werden können, ist seit langem bekannt. Doch auch das eigene Malen kann eine therapeutische Funktion bekommen. Deshalb werden in Hospizen gelegentlich ausgebildete Kunsttherapeutinnen eingesetzt, welche den Gästen Gelegenheit geben, selber durch Malen ihren Gefühlen einen Ausdruck zu verleihen oder eine neue Form von Selbstbestätigung durch kreatives Handeln zu erfahren. Durch Ausmalen von Mandalas können sich Menschen entspannen und zur Ruhe kommen.

Die Literatur

Das Wissen um den therapeutischen Nutzen von Literatur hat eine lange Vorgeschichte. Bereits die Griechen bezeichnen „ihre Bibliothek als „Arsenal der Seelenmedizin“, und die Römer hielten das Lesen der großen Reden für ein Mittel, um geistige Gesundheit der Kranken zu fördern“ (Petzold 1995, 107). Im deutschsprachigen Raum wurde der therapeutische Einsatz als Biblio- oder Poesietherapie insbesondere von Hilarion Petzold und Ilse Orth eingeführt. Liliane Juchli, Pflegewissenschaftlerin und Autorin des ersten deutschsprachigen Pflegelehrbuchs, hat unter der Überschrift „Heilkraft des Lesens“ der Bibliotherapie ab der 8. Auflage des o.g. Lehrbuchs ein ganzes Kapitel gewidmet (Juchli 1997).

Doch braucht es keine Ausbildung zum Poesietherapeuten, um mithilfe von Literatur Kranken und Sterbenden Trost zu vermitteln. Sind diese in der Lage, noch selber lesen zu können, kann man ihnen entsprechende Literatur zur Verfügung stellen. Auch Hörbücher sind eine gute Möglichkeit, vor allem dann, wenn das Halten des Buchs oder die nachlassende Sehkraft das eigenständige Lesen zu beschwerlich machen. Eine sehr schöne Form des Miteinanders ist das Vorlesen. Dazu eignen sich besonders Kurzgeschichten oder auch Gedichte. Literatur kann folgende Funktionen erfüllen:

Erholungs- oder Ablenkungsfunktion: Literatur ermöglicht Vergessen. Lesen ist Versinken in eine andere Welt, dabei entstehen ureigene Bilder, die zur wirklichen Erholung beitragen. Die Lektüre hat Einfluss auf die Stimmungslage und kann die Leserin oder Zuhörerin für kurze Zeit in eine andere, ggf. heilere Welt entführen. Besonders humorvolle Geschichten haben einen hohen Erholungswert.

Modellfunktion: Literatur kann als Vorbild fungieren. In vielen Geschichten wird geschildert, wie Menschen schwierige Situationen gemeistert haben, wie trotz allem Hoffnung besteht. So können diese Geschichten einen Lernprozess in Gang bringen und möglicherweise Lösungswege aus Krisen und Konflikten anbieten.

Depotfunktion: Literatur ist eine Ressource. Ihre Symbol- und Bildhaftigkeit, aber auch Handlungsabläufe werden gut behalten und sind in Notsituationen leicht abrufbar. Besonders Gedichte oder Liedtexte haben einen hohen Erinnerungswert und können in schwierigen Situationen tröstend erinnert werden.

Spiegelungsfunktion: Literatur ermöglicht Selbsterkenntnis. Durch die Identifikation mit Protagonisten der Geschichten entsteht die Erkenntnis: „Das bin ich selbst, das ist meine Geschichte“.

Überlieferungsfunktion: Literatur gibt Erfahrungen weiter. Besonders alte Geschichten und Autobiografien können überdauernde Erkenntnisse, die Orientierung geben, vermitteln (Kittler/Munzel 1984).

BEISPIEL

Literatur als Trost
Ein Gast im Hospiz ist voller Trauer darüber, dass er seine Wohnung, sein Zuhause, verlassen musste und sicher nie mehr dorthin zurückkehren könne. Ich (die Autorin) lese ihm das Gedicht „Ziehende Landschaft“ von Hilde Domin vor. Er hört sehr aufmerksam zu, bittet mich, es ein zweites Mal zu lesen. Plötzlich strahlt sein Gesicht. „Ich nehme mein Zuhause mit ins Hospiz. Eigentlich kann mich nichts entwurzeln!“. „Ja“, antworte ich „die Wurzeln sind so tief, Sie sind nicht entwurzelt.“

Jeder Einsatz von Kunst in der Sterbe- und Trauerbegleitung erfordert ein hohes Maß an Sensibilität hinsichtlich der Auswahl sowohl des Mediums als auch der Gattung innerhalb dieser Kunstform. Grundsätzlich muss an die Vorlieben und Gewohnheiten des betreffenden Menschen angeknüpft werden. Doch hin und wieder geschieht es, dass Menschen, die zuvor nie selbst gelesen haben, mit einem Mal z. B. große Freude an vorgelesenen Geschichten zeigen. Der Einsatz von Kunst bleibt eine Gratwanderung zwischen dem Anknüpfen an die Biografie des anderen und der Chance, etwas Neues, Unbekanntes selbst in der Sterbebegleitung, in dieses zu Ende gehende Leben, zu bringen.

Literatur

Adena, M.(2016): Partnerverlust und seine Folgen. Wie Trauer die Gesundheit und das Wohlbefinden beeinträchtigt. WZB Mitteilungen, Heft 152, 2–5. www.researchgate.net/publication/316739079_Partnerverlust_und_seine_Folgen_Wie_Trauer_die_Gesundheit_und_das_Wohlbefinden_beeintrachtigt_beeintrachtigt.pdf, 23.03.2021

Amboss (2021): Suizidalität. In: www.amboss.com/de/wissen/Suizidalität, 25.05.2021

Amery, J. (1976): Hand an sich legen. Diskurs über den Freitod. Klett Cotta, Stuttgart

Andersen, H. C. (1984): Das Mädchen mit den Schwefelhölzchen. Schulte und Gerth, Asslar

Ärzteblatt (2019): Neue Erhebung: Krankenhäusern fehlen mehr als 50.000 Pflegekräfte. In: www.aerzteblatt.de/nachrichten/108162/Neue-Erhebung-Krankenhaeusern-fehlen-mehr-als-50-000-Pflegekraefte, 25.06.2021

Bausewein, C., Simon, S. (2021): Nationale Strategie für die Betreuung von schwerkranken und sterbenden Menschen und ihren Angehörigen in Pandemiezeiten (PallPan). In: https://zenodo.org/record/5012504, 21.07.2021

Bayerisches Staatsministerium für Umwelt und Gesundheit (Hrsg.) (2011): Begleitung und Versorgung Schwerstkranker und Sterbender sowie ihrer Angehörigen in Bayern. In: www.palliativ-portal.de/images/pdf/stmug1.pdf, 19.04.2022

Beeger, C., Hauser, J., Geinitz, C., Ruisinger, D., Sell, I. (2021): Akte Altenheim – Chronik eines kollektiven Kontrollverlusts. In: www.faz.net/aktuell/wirtschaft/corona-mindestens-29-000-tote-in-alten-und-pflegeheimen-17229522.html, 11.04.2022

Berger, K. (2021): Schweigen. Herder, Freiburg

Berufsgenossenschaft für Gesundheitsdienst und Wohlfahrtspflege (2021): Corona als Berufskrankheit: Rekordzahlen bei der BGW – Unterstützung für Post-COVID-Betroffene. In: www.bgw-online.de/bgw-online-de/presse/corona-berufskrankheit-unterstuetzung-post-covid-betroffene-64146, 05.04.2022.

Bienstein, C. Fröhlich, A. (2016): Basale Stimulation® in der Pflege: Die Grundlagen. Hogrefe, Göttingen

Bieri, P. (2015): Eine Art zu leben. Fischer, Frankfurt/M.

Bischoff, A. (2020): Auch im Hospiz darf gelacht werden. Geriatrie-Report 15: 6. https://link.springer.com/article/10.1007/s42090-019-0025-x

Blumenberg, H. (2006): Beschreibung des Menschen. Suhrkamp, Frankfurt/M.

Bock, A. M. (2016): Wenn dein Kind stirbt, wird es nie wieder gut. In: www.welt.de/vermischtes/article155771490/Wenn-dein-Kind-stirbt-wird-es-nie-wieder-gut.html, 19.05.2021

Bohn, C. (2015): Macht und Scham in der Pflege. Ernst Reinhardt, München

Bronisch, T. (2014): Der Suizid. Beck, München

Bundesärztekammer (1998): Richtlinien zur Feststellung des Hirntodes. Deutsches Ärzteblatt 95, Heft 30, A1861. www.bundesaerztekammer.de/fileadmin/user_upload/downloads/Hirntodpdf.pdf, 07.06.2021

Bundesgesundheitsministerium (2022): Coronavirus-Pandemie (SARS-CoV-2): Chronik bisheriger Maßnahmen und Ereignisse. In: www.bundesgesundheitsministerium.de/coronavirus/chronik-coronavirus.html, 05.04.2022

Bundesgesundheitsministerium (o.J.): Patientenverfügung. www.bundesgesundheitsministerium.de/patientenverfuegung.html, 12.05.2022

Bundesministerium der Justiz (2022): Patientenverfügung. Wie sichere ich meine Selbstbestimmung in gesundheitlichen Angelegenheiten? In: www.bmj.de/SharedDocs/Publikationen/DE/Patientenverfuegung.pdf, 19.04.2022

Burgheim, W. (2002): Sterben als erlebte Krise. In: Qualifizierte Begleitung von Sterbenden und Trauernden. Forum, Mering

Butollo, W., Pfoh G. (2016): Wenn Zeit allein nicht heilt. Pathmos, Ostfildern

Carmesin, J., Gutensohn, D., Schöps, C., Tröger, J., Wüstenhagen, C. (2021): Corona-Krise auf den Intensivstationen – Hört uns zu! In: www.zeit.de/arbeit/2021-04/corona-patienten-intensivstation-aerzte-krankenpfleger-alltag,

Celan, P. (1961): Der Meridian. Rede zur Verleihung des Büchner-Preises; Darmstadt am 22. Oktober 1960. Fischer, Frankfurt/M.

Csikszentmihalyi, M. (2012): Flow im Beruf. Klett Cotta, Stuttgart 2012

Dahmer, H., Dahmer, L. (1992): Gesprächsführung. Thieme, Stuttgart

Das Erste (2016): Terror – Ihr Urteil. Spielfilm, ausgestrahlt am 17.10.2016. In: www.daserste.de/unterhaltung/film/terror-ihr-urteil/sendung/terror-ihr-urteil-100.html, 19.08.2021

Davydov, A. (2019): So fühlt es sich an, ein Kind zu verlieren. Interview mit der Mutter. In: www.faz.net/aktuell/rhein-main/verlust-eines-kindes-trauernde-eltern-erzaehlen-16035618.html#die-mutter, 20.05.2021

Deutsche Gesellschaft für Palliativmedizin e.V., Deutscher Hospiz- und Palliativverband e.V., Bundesärztekammer (Hrsg.) (2020): Charta zur Betreuung schwerstkranker und sterbender Menschen in Deutschland. 10. Aufl. In: www.charta-zur-betreuung-sterbender.de/files/dokumente/2020_Charta Broschuere_Stand_Jan2020.pdf, 07.04.2022

Deutsche Krebshilfe (o.J.): Krebsschmerzen. In: www.krebshilfe.de/informieren/ueber-krebs/krebsschmerzen/ 07.05.2021

Deutscher Berufsverband für Pflegeberufe (2021a): Pflegeberuf: Kein Grund zu bleiben – Treibt die Pandemie weltweit Pflegefachpersonen aus dem Beruf?. Pressemitteilung vom 11.03.2021.In: www.dbfk.de/de/presse/meldungen/2021/Treibt-die-Pandemie-weltweit-Pflegefachpersonen-aus-dem-Beruf.php, 29.06.2021

Deutscher Berufsverband für Pflegeberufe (2021b): Gut geschützt bei der Arbeit? Zur konkreten Situation beruflich Pflegender in der Praxis im zweiten Corona-Lockdown. In: www.dbfk.de/media/docs/download/Allgemein/Broschuere_Pflege-im-2.-Lockdown_Auswertung_Feb2021.pdf, 07.04.2022

de Wilde, E. (2020) Caritas zum Fachkräftemangel in der Pflege: Wir müssen jetzt umdenken. www.ots.at/presseaussendung/OTS_20201203_OTS0024/caritas-zum-fachkraeftemangel-in-der-pflege-wir-muessen-jetzt-umdenken, 09.05.2022

Digitales Wörterbuch der Deutschen Sprache (o.J.): Stichworte „berühren“ und „vertrösten“. www.dwds.de/wb/, 19.04.20202

Digitales Wörterbuch der deutschen Gegenwartssprache (o.J.): Stichwort „Humor“, WDG, 3. Band. www.dwds.de/wb/wdg/Humor, 20.10.2021

Dorn, T. (2021): Trost. Penguin, München

Drekonja-Kornert, G. (2001): Manfred A. Max-Neef, Entwicklung nach menschlichem Maß. E+Z Entwicklung und Zusammenarbeit, 233–235

Duden online (o.J.): Stichworte „Katastrophe“, „nehmen“, „Suizid“, „Strukturierung“, „Meditation“, „Humor“, „Resilienz“. www.duden.de, 10.04.2022

Enzyklopädie der Wertvorstellungen (o.J.): Stichworte „Verantwortung“ und „Wertschätzung“. www.wertesysteme.de, 09.06.2021

Erikson, E.H. (1988): Der vollständige Lebenszyklus. Suhrkamp, Frankfurt/M.

Feix, T. (2015): Die Einsamen erkennt man nicht. In: www.faz.net/aktuell/gesellschaft/menschen/einsamkeit-nach-dem-tod-des-verstorbenen-partners-13837505.html, 23.03.2021).

Frankl, V. (1977): ...trotzdem Ja zum Leben sagen. Ein Psychologe erlebt das Konzentrationslager. 3. Aufl. Kösel, München.

Frazzetto, G. (2016) Der Gefühlscode. dtv, München

Fuchs, T., Iwer, L, Micali, S. (Hrsg.) (2018): Das überforderte Subjekt. Suhrkamp, Stuttgart, 10

Fuchsberger, J.(2014): Altwerden ist nichts für Feiglinge. Goldman, München

Gavalda, A. (2006): Zusammen ist man weniger allein. Fischer Frankfurt/M.

Giese, C. (2020): Pflegemanagement in ethischer Perspektive. In: Monteverde, S.: Handbuch Pflegeethik, Kohlhammer, Stuttgart, 195–208

Goethe, J.W. (1809): Wahlverwandschaften. Cotta'sche Verlagsbuchhandlung, Tübingen

Görres, S., Stöver, M., Bomball, J., Adrian, C. (2015): Imagekampagnen für Pflegeberufe auf der Grundlage empirisch gesicherter Daten – Einstellungen von Schüler/innen zur möglichen Ergreifung eines Pflegeberufes. In: Zängl, P. (Hrsg.): Zukunft der Pflege. Springer, Berlin, 145–157

Götze, K. (2016): Kurzbericht: Advance Care Planning – patientenzentrierte Versorgung am Lebensende. Hospitation in den USA. g-plus Zentrum im internationalen Gesundheitswesen, Universität Witten-Herdecke. In: www.g-plus.org/kurzbericht-advance-care-planning-patientenzentrierte-versorgung-am-lebensende-hospitation-in-den-usa/index.html, 19.04.2022

Gronau, B. (2021): Von der Sprache. Hatje Kanz, Ostfildern

Grunewald, S. (2015): Die erschöpfte Gesellschaft. Herder, Freiburg,

Guardini, R. (1966) Psalter und Gebete, katholische Akademie Bayern, Matthias Grünewald, Mainz

Gutensohn, D., Kirschgens, L. (2021): Ich dreh gleich durch. DIE ZEIT, 8. April 2021, Nr.15.

Hamric A. (2012): Empirical research on moral distress: issues, challenges, and opportunities. HEC Forum 24: 39–49

Herder (1971): Das große Sprachbuch. Herder, Freiburg/Br.

Hering, C., Gangnus, A., Kohl, R., Steinhagen-Thiessen, E., Sander, C.S., Gellert, P., Kuhlmey, A. (2021a): Systemrelevant und stark belastet: Zum Befinden des Pflegepersonals in der Corona-Pandemie. In: Institut für Medizinische Soziologie und Rehabilitationswissenschaft der Charité Universitätsmedizin Berlin: Lehren aus der Corona-Pandemie für Strukturentwicklungen im Versorgungssetting Pflegeheim, Ergebnisreport 1. In: https://medizinsoziologie-reha-wissenschaft.charite.de/forschung/alternsforschung/covid_heim/, 05.04.2022.

Hering, C., Gangnus, A., Kohl, R., Steinhagen-Thiessen, E., Sander, C.S., Gellert, P., Kuhlmey, A. (2021b): Isolation und Einsamkeit: Zur Umsetzung von Schutzmaßnahmen und Folgen für Heimbewohnerinnen. In: Institut für Medizinische Soziologie und Rehabilitationswissenschaft der Charité Universitätsmedizin Berlin: Lehren aus der Corona-Pandemie für Strukturentwicklungen im Versorgungssetting Pflegeheim, Ergebnisreport 3. In: https://medizinsoziologie-reha-wissenschaft.charite.de/forschung/alternsforschung/covid_heim/, 05.04.2022

Hesse, H. Stufen (2008): Vom Zauber des Neubeginns. Knaur, MensSana, München

Hickmann, M. (2021): Einsamkeit in der Corona-Krise – „Was kein Ende hat, ist schwer auszuhalten". In: www.zdf.de/nachrichten/panorama/corona-einsamkeit-psychische-gesundheit-100.html, 24.06.2021

Hirsch, M. (2017): Schuld und Schuldgefühl. Vandenhoeck & Ruprecht, Göttingen

Hollenbach, M. (2021): Hospize unter Corona-Bedingungen stark gefragt. In: www.deutschlandfunk.de/sterbebegleitung-hospize-unter-corona-bedingungen-stark-100.html, 19.04.2022

Hopf, D., Schneider, E., Eckstein, M., Aguilar-Raab, C., Ditzen, B. (2021): Covid- und Social Distancing bezogene Sorge und ihre Beziehung zu psychischer und körperlicher Erkrankung. Psychotherapie, Psychosomatik, Medizinische Psychologie 71 (02), 57–60

Hower, K.I., Pförtner, T.K., Pfaff, H. (2020): Pflegerische Versorgung in Zeiten von Corona – Drohender Systemkollaps oder normaler Wahnsinn? In: https://kups.ub.uni-koeln.de/11201/1/Pflegerische%20Versorgung%20in%20Zeiten%20von%20Corona_Ergebnisbericht.pdf, 07.04.2022

HumorCare e.V. (2010): Ethische Richtlinien. In: www.humorcare.ch/wer-wir-sind/ethische-richtlinien/, 25.10.2021

Husebø, S., Klaschnik, E. (Hrsg.) (2009): Palliativmedizin. Springer, Heidelberg

Jonas, H. (2004): Das Prinzip Verantwortung. Suhrkamp, Berlin

Juchli, L.(1997): Krankenpflege. Thieme, Stuttgart

Jürgensmeier, J. (Hrsg.) (2018): Grimms Märchen. Sauerländer, Frankfurt/M.

Kabat-Zinn, J. (2010): Gesund durch Meditation. Fischer, Frankfurt/M.

Kampf, L., Pittelkow, S., Richter, N., Riedel, K. (2020): Corona in Altenheimen – Die Brennpunkte der Pandemie. In: www.sueddeutsche.de/politik/coronavirus-altenheim-tote-1.4884742, 02.07.2021

Kang, H. (2020): Weiß. Aufbau, Berlin

Kittler, U., Munzel, F. (1984): Was lese ich, wenn ich traurig bin? Herder, Freiburg/Br.

Klemme, F. (2018): Training im Freien: Fit und draußen. UGBforum 2/18, 61–63. www.ugb.de/bewegung-sport/training-im-freien/, 18.10.2021

Klinkhammer, G. (2014): Palliative Sedierung: Mit großer Sorgfalt und klinischer Erfahrung. Deutsches Ärzteblatt 111 (38), A-1552/B-1338/C-1270. www.aerzteblatt.de/archiv/161894/Palliative-Sedierung-Mit-grosser-Sorgfalt-und-klinischer-Erfahrung, 14.06.2021

Kohlen, H., Giese, C., Riedel, A. (2019): Pflege und Ethik. Aktuelle Herausforderungen. Ethik in der Medizin 32, 283–288. https://link.springer.com/article/10.1007/s00481-019-00550-5, 25.08.2021

Kryeziu, I. (2021): Pflegenotstand: Wie weiter? https://careum.ch/de/aktuell/pflegenotstand-schweiz, 09.05.2022

Lauff, S. (2021): Sterben in Zeiten von Corona. Teil 1. In: www.swr.de/wissen/odysso/sterben-in-zeiten-von-corona-teil-1-100.html, 22.07.2021

Lieb, S. (2020): Gelotologie – Was wir von der Lachforschung lernen können. In: https://medwing.com/DE/de/magazine/artikel/gelotologie-was-wir-von-der-lachforschung-lernen-koennen/, 21.10.2021

Lukas, E. (1996): Wie Leben gelingen kann. Quell, Stuttgart

Luyken, R. (2003): Morphium und Nächstenliebe. DIE ZEIT Nr. 16 vom 10.04.2003

Marschall, J., Hildebrandt, S., Kleinlercher, K.M., Nolting, H.D. (2020): Gesundheitsreport 2020. In: Storm, H. (Hrsg.): Beiträge zur Gesundheitsökonomie und Versorgungsforschung, Band 33. www.dak.de/dak/download/dak-gesundheitsreport-2020-pdf-2366094.pdf, 16.08.2021

Mauritz S. (o.J. a): Resilienz. In: www.resilienz-akademie.com/resilienz/, 18.11.2021

Mauritz S. (o.J. b): 10 Impulse zum Resilienz stärken. In: www.resilienz-akademie.com/10-impulse-zum-resilienz-staerken/, 18.11.2021

McRae, P. (2013): Lachen macht glücklich. In: www.kleinezeitung.at/lebensart/gesundheit/4014807/LachyogaTherapie_Lachen-macht-gluecklich, 21.10.2021

Menninghausen, W. (1999): Ekel. Suhrkamp, Berlin

Mojtahedzadeh, N., Neumann, F.A., Augustin, M., Zyriax, B.C., Harth, V., Mache, S. (2021): Das Gesundheitsverhalten von Pflegekräften. Prävention und Gesundheitsförderung 16, 16–20

Monteverde, S. (2020): Grundlagen der Pflegeethik. In: Monteverde, S. (Hrsg.): Handbuch Pflegeethik. Kohlhammer, Stuttgart

Mourlane, D. (2015): Resilienz. Business Village, Göttingen

Müller, T.(2018): Immer weniger Kinder sterben in Europa. Verkehrsunfälle sind Todesursache Nr. 1. In: www.aerztezeitung.de/Medizin/Immer-weniger-Kinder-sterben-in-Europa-229349.html, 20.05.2021

Müller-Busch, H.C., Radbruch, L., Strasser, F., Voltz, R. (2006): Empfehlungen zur palliativen Sedierung. Arbeitsergebnisse einer internationalen Expertengruppe. Deutsche Medizinische Wochenschrift 131, 2733–2736. www.researchgate.net/profile/Lukas-Radbruch/publication/245679540_Empfehlungen_zur_palliativen_Sedierung, 14.06.2021

Müller-Heinze, A. (2021): „Einsam zu sterben, ist bitter". In:. www.mdr.de/nachrichten/deutschland/panorama/corona-sterben-einsamkeit-palliativmedizin-100.html, 21.07.201

Niederberger, L. (2020): Rituale. Patmos, Ostfildern

Nuland, S. B. (1994): Wie wir sterben. Kindler, München

Overlander, G. (1994): Die Last des Mitfühlens. Mabuse, Frankfurt/M.

Pajak, A. (2021): Zwei Bremer erzählen: Wenn der Wunsch nach Kindern unerfüllt bleibt. In: www.butenunbinnen.de/videos/sendungen/butenunbinnen-3728.html, 03.04.2022

Paul, C. (2010): Schuld, Macht, Sinn. Gütersloher Verlagshaus, Gütersloh

Paz, O. (1998): Das Labyrinth der Einsamkeit. Suhrkamp, Berlin

Petzold, H. (1995): Poesie und Therapie. Junfermann, Paderborn

Pfeiffer, J. (2016): Herz und Psyche: Die Rolle des Stresshormons Cortisol. Nachricht der Deutschen Gesellschaft für Psychosomatische Medizin und Ärztliche Psychotherapie vom 17.03.2016. www.dgpm.de/de/aktuelles/nachrichten/nachricht/herz-und-psyche-die-rolle-des-stresshormons-cortisol/, 08.10.2021

Redaktionsnetzwerk Deutschland (2021): Chronologie: Ein Jahr Corona in Deutschland. In: www.rnd.de/gesundheit/ein-jahr-corona-in-deutschland-was-geschah-wann-eine-chronologie-X6Y2Y2WHQIJZTXNSAEBRDNLTFQ.html, 06.04.2022.

Redensartenindex (o. J.): Stichwort „Trost". www.redensarten-index.de/suche.php?suchbegriff=Trost, 23.11.2021

Robinson, V. M. (1999): Praxishandbuch therapeutischer Humor. Ullstein Medical, Wiesbaden

Rosenberg, M. (2005): Gewaltfreie Kommunikation. Junfermann, Paderborn

Saake, I. (2012): Sterben vor Publikum. Kursbuch 171. Murman, Hamburg

Santorelli, S. (2009): Zerbrochen und doch ganz. Arbor, Freiamt

Schmid, W. (2021): Heilung finden. In: Trauer und Verlust. Psychologie heute Compact 64. www.psychologie-heute.de/leben/artikel-detailansicht/41134-heilung-finden.html, 19.04.2022

Schmid, B., Caspari, S. (1997): Wege zu einer Verantwortungskultur oder symbiotische Beziehungen. Studienschrift Nr.20. isb GmbH, Wiesloch

Schmidt, I.(2019): Über die Vergänglichkeit. Edition Köber, Hamburg

Schmidtbauer, W. (1977): Die hilflosen Helfer. Rowohlt, Hamburg,

Schnack, D. (2021): Pflege in der Corona-Krise: Viele Ärzte und Pfleger arbeiten am Limit. In: www.aerztezeitung.de/Wirtschaft/Viele-Aerzte-und-Pfleger-arbeiten-am-Limit-420422.html, 30.06.2021

Schorlemmer, F. (Hrsg.) (2012): Das soll dir bleiben. Radius, Stuttgart

Schrems, B. (2017): Moralischer Stress im Gesundheitswesen. In: Eisele, C. (Hrsg.): Moralischer Stress in der Pflege. facultas, Wien

Seetaler, R. (2018): Das Feld. Hansa, Berlin

Siefarth, T. (2015): Handbuch Recht für die Altenpflege. Elsevier, München

Simon, R. (Hrsg.) (2001): Theorie der Komödie. Aisthesis, Bielefeld.

Singer, W., Ricard, M. (2008): Hirnforschung und Meditation. edition unseld Suhrkamp, Frankfurt/M.

Sölle, D. (2001): Den Rhythmus des Lebens spüren. Herder, Freiburg

Sonntagsblatt (2014): Was sich hinter „Spiritual Care" verbirgt. In:. www.sonntagsblatt.de/artikel/spiritualitaet/was-sich-hinter-spiritual-care-verbirgt, 19.04.2022

Specht-Tomann, M., Tropper, D. (2007): Hilfreiche Gespräche und heilsame Berührungen im Pflegealltag. Springer, Heidelberg

Spiegel online (2007): Trauer kann tödlich sein. In: www.spiegel.de/wissenschaft/mensch/erhoehtes-sterberisiko-trauer-kann-toedlich-sein-a-522040.html, 23.03.2021

Spitzer, M. (2018): Einsamkeit – die unerkannte Krankheit: schmerzhaft, ansteckend, tödlich. Droemer, München

Stähli, A. (2004): Umgang mit Emotionen in der Palliativpflege. Kohlhammer, Stuttgart

Statista (2022): Anzahl der Sterbefälle durch Suizid in Deutschland nach Art der Methode in den Jahren 2015 bis 2019. In: https://de.statista.com/statistik/daten/studie/585/umfrage/selbstmordmethoden-in-deutschland-2006/, 03.04.2022

Statista (2021): Anzahl der Suizide in Deutschland im Vergleich zu ausgewählten Todesursachen in den Jahren 2012 bis 2019. In: https://de.statista.com/statistik/daten/studie/318378/umfrage/anzahl-der-suizide-in-deutschland-im-vergleich-zu-ausgewaehlten-todesursachen/, 03.04.2022

Statistisches Bundesamt (2020): Todesursachen – Suizide. In: www.destatis.de/DE/Themen/Gesellschaft-Umwelt/Gesundheit/Todesursachen/Tabellen/suizide.html, 22.05.2021

Steffenky, F. (2019): Fragmente der Hoffnung. Radius, Stuttgart

Steppan, A. (2020): Isolation in Pflegeheimen: Sterben Menschen an Corona oder an Einsamkeit? In: www.merkur.de/lokales/bad-toelz/lenggries-ort28977/claus-fussek-aus-lenggries-ueber-pflegeheime-in-corona-krise-13793425.html, 28.06.2021

Striebel, H. W., Link, J. (Hrsg.) (1991): Ich pflege Tote. Recom, Basel

Strube, K. (2020): Pflege auf der Intensivstation – „Man muss mit den Augen lächeln". In: www.uke.de/allgemein/mediathek/life-das-magazin-aus-dem-uke/life-frühjahr-2020/pflege-auf-der-intensivstation/index.html, 30.06.2021

Süddeutsche Zeitung online (2020). Alleinsein kein gesellschaftliches Stigma. In: www.sueddeutsche.de/leben/familie-psychologin-alleinsein-kein-gesellschaftliches-stigma-dpa.urn-newsml-dpa-com-20090101-201222-99-782948, 24.06.2021

Tausch, A., Tausch, R. (1991): Sanftes Sterben. Rowohlt, Hamburg

Techniker Krankenkasse (o. J.): Wirksam entspannen: Progressive Muskelentspannung zum Download. In: www.tk.de/techniker/magazin/life-balance/aktiv-entspannen/progressive-muskelentspannung-zum-download- 2021142, 18.10.2021

Titze, M. (2015): Die heilende Kraft des Lachens. Kösel, München

Titze, M. (1995): Humor als Therapie – „Lachen über diese seltsame törichte Welt". Psychologie Heute, September 1995. In: www.michael-titze.de/content/de/texte_de/text_d_27.html, 19.04.2022

Trotier, K. (2021): Das große Warum. ZEIT Magazin, 52. Ausgabe, 15.12.2021, 16

von Thadden, E. (2020): Rühr mich an. In: www.zeit.de/2020/30/abstand-psyche-beruehrungen-forschung-lockdown-studie, 06.04.2022

Weber, D. (2006): Das schwerste Gespräch. Publik-Forum Nr. 22

Weber, A. (o. J.) Biorhythmus – Die unerbittliche innere Uhr. Geo Wissen online. In: www.geo.de/wissen/13369-rtkl-biorhythmus-die-unerbittliche-innere-uhr, 18.10.2021

Weiher, E. (2014): Das Geheimnis des Lebens berühren. Kohlhammer, Stuttgart

Weiss, H., Harrer, M. E., Dietz, T. (2010): Das Achtsamkeitsbuch. Klett-Cotta, Stuttgart

Wiederkehr, K. (1998): Wer loslässt, hat die Hände frei. Scherz, München

Wils, J. P. (2007): ars moriendi. Insel, Frankfurt/M.

Wisker, B., Weigel N., Schmidt, A. (2020): Keine Pfleger mehr: Hilfeschrei aus Marburger Altenheim. In: www.op-marburg.de/Marburg/Keine-Pfleger-mehr-Hilfeschrei-aus-Marburger-Altenheim, 29.06.2021

Wolf, Ch. (2007): Kindheitsmuster. Suhrkamp, Frankfurt/M.

Wolfert S., Quenzel G. (2019): Vielfalt jugendlicher Lebenswelten: Familie, Partnerschaft, Religion und Freundschaft. In: Albert, M., Hurrelmann, K., Quenzel G., Kantar (Hrsg.): Jugend 2019. Eine Generation meldet sich zu Wort. 18. Shell-Jugendstudie. Beltz, Weinheim, 133–162.

Zehnder, A. (2020): An sozialer Isolation sterben Alte auch. In: www.gesundheitsstadt-berlin.de/an-sozialer-isolation-sterben-alte-auch-14331/, 30.06.2021

ZEIT Online (2021): „Germany's Ugliest City Tours" – Ludwigshafen zeigt Besuchern seine „hässliche Seite". In: www.zeit.de/news/2021-10/25/ludwigshafen-zeigt-besuchern-seine-haessliche-seite, 19.04.2022

Sachregister